上海长江医院组编　丛书总主编：林梅兰

◎ 生殖热点问题面对面系列丛书

优生优育
你了解吗

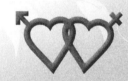

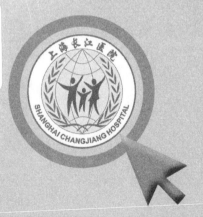

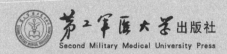

第二军医大学出版社

Second Military Medical University Press

内 容 简 介

　　本书从自测症状、自我治疗、温馨提醒、专家解析、延伸阅读等方面入手，系统介绍了引起不孕不育的各种生殖疾病，以帮助尚未生育以及不孕不育夫妻有效地预防患病，及早发现疾病的临床症状，并选择适合自己的治疗方式。

　　读者对象：不孕不育症患者，准备生育的夫妻。

图书在版编目(CIP)数据

　　优生优育：你了解吗？/上海长江医院组编.—上海：第二军医大学出版社，2013.8

　　（生殖热点问题面对面系列丛书）

　　ISBN 978 - 7 - 5481 - 0677 - 7

　　Ⅰ.①优… Ⅱ.①上… Ⅲ.①优生优育－普及读物 Ⅳ.①R169.1－49

　　中国版本图书馆 CIP 数据核字(2013)第 184216 号

出 版 人　陆小新

责任编辑　叶　婷　胡加飞

优生优育：你了解吗？

上海长江医院　组编

第二军医大学出版社出版发行

http://www.smmup.cn

上海市翔殷路 800 号　邮政编码：200433

发行科电话/传真：021 - 65493093

全国各地新华书店经销

江苏南通印刷总厂有限公司印刷

开本：850×1168　1/16　印张：10.5　字数：15 万字

2013 年 8 月第 1 版　2013 年 8 月第 1 次印刷

ISBN 978 - 7 - 5481 - 0677 - 7/R · 1450

定价：20.00 元

丛书编委会名单

丛书总主编

　　林梅兰(上海长江医疗产业集团)

丛书执行主编

　　尹学兵(上海市科普作家)

丛书编写人员

　　周　琳　雪　冰

丛书医学顾问(按姓氏笔画排列)

王秀凌[1]　　王益鑫[2]　　田文霞[1]　　司徒平[1]　　朱竞光[3]　　朱兰生[1]

朱玉瑞[1]　　江彩娣　　许国兰[1]　　孙秋儒　　杜金龙　　李小凤[1]

李传忠[1]　　杨丽贤[1]　　汪玉宝[4]　　汪慧贞[1]　　汪和明[1]　　沈丕安[5]

张　伟　　张　华　　张训科[1]　　张桂林　　陈慧芝　　武文森[1]

林　兴[6]　　周智恒[7]　　周丽敏[1]　　柳秉乾[1]　　祝秀英[1]　　袁燕萍[1]

陶贵华[1]　　黄健雯[1]　　黄敏丽[6]　　梁树钢[1]　　程怀瑾[8]　　程雅丽[1]

靖凤云[1]

---

1. 上海长江医院不孕不育专家组成员　　2. 上海交通大学医学院附属仁济医院　教授
3. 上海交通大学附属第一人民医院　教授　　4. 复旦大学医学院　教授
5. 上海中医药大学附属市中医医院　教授　　6. 复旦大学附属妇产科医院　教授
7. 上海中医药大学附属龙华医院　教授　　8. 中国福利会国际和平妇幼保健院　教授

育龄夫妻如何防治不孕不育

（代序）

不孕不育症夫妻，在我国所承受的压力是巨大的。在传统观念的影响下，有来自公婆、亲朋好友甚至同事的压力，而有些夫妻甚至因不能生育而感情破裂，导致家庭支离破碎。此外，为了治疗不孕不育症，很多不能生育的夫妻艰难维生。因此，不孕不育对夫妻的心理上或是身体上，甚至经济上，都会造成很大的困扰和负担。

近些年，"不孕不育"开始困扰着越来越多的家庭。据相关调查发现，我国近年来不孕不育症呈上升趋势，平均发病率为 12.5%～15%，即每 8 对夫妻中就有一对不孕不育，患者总人数已超过 5 000 万，以 25 岁至 30 岁人数最多，其中适龄女性排卵功能障碍最为多见。综上所述，防治不孕不育对没有生育夫妇或是渴望生育夫妇来说，变得越来越重要。

一般而言，不孕不育症发生的原因有很多，男女双方都有可能发生。在人们的认知中，女性发病率明显高于男性，但是随着社会的发展、生活方式的改变、环境的改变等综合因素的影响，男方因素导致不孕不育症的比例与女方因素基本持平。这也表明，防治不孕不育症，男性也有义不容辞的责任。最好的选择是夫妻一起进行防治，即共同进行生殖疾病的预防，时刻做好备孕准备，共同找出不孕不育原因，对症治疗。

此外，对于处于高压下的白领男女来说，还需要放松心情，树立健康生活方式和积极治疗相结合的观点，科学合理地安排生活、工作，逐步解除过度紧张和巨大的精神压力，并注意控制体质量，这不但有利于防治不孕不育，而且有利于生育健康的下一代。

众所周知，育龄夫妻婚后生子是生天经地义的事情。然而，生活中并不是所有的夫妻都能一结婚便可以马上怀孕，之后成功生下孩子。经常会有夫妻并未避孕，或停止避孕措施后却迟迟无法生育。最新的医学定义表明，健康夫妇如果在未采取避孕措施的前提下，经过一年有规律的性生活未能受孕，称为"不孕症"。这也就是说，育龄夫妻如果婚后一年未孕就要引起注意，夫妻双方要及时到医院检查原因，同诊同治，以尽快实现为人父母的心愿。

　　本书重点是实用，从自测症状、自我治疗、温馨提醒、专家解析、延伸阅读等方面入手，系统介绍了引起不孕不育的各种生殖疾病，以帮助尚未生育以及不孕不育夫妻有效预防患病，及早发现疾病的临床症状，并选择适合自己的治疗方式。只要从小细节开始关爱自己的生殖健康，再配合书中的药膳饮食、自疗方式等调养，相信一定可以将不孕不育摒除在生活之外，早日将孩子带到身边。

原卫生部副部长　殷大奎

2013 年 6 月 3 日

目 录 CONTENTS

优生优育第一课　不孕症常见病因

3　月经不调：妇科百病之源 ▼

月经是指每月一次的有规律的阴道流血。正常情况下，当女性进入青春期后，卵巢逐渐成熟，并开始分泌女性激素，子宫内膜随之发生变化而产生月经。

10　习惯性流产：需要纠正的"习惯" ▼

自然流产是指凡妊娠不到 20 周，胎儿体质量不足 500 克而自然终止妊娠。习惯性流产，又称复发性流产，是指连续自然流产 3 次或 3 次以上，每次流产多发于同一妊娠月份。

15 多囊卵巢综合征：女性"中年发福"提前的祸根 ▼

多囊卵巢综合征，简称PCOS，是最常见的女性内分泌紊乱的疾病之一，其特征主要为无排卵与肥胖，并对生育功能有很大影响。多囊卵巢综合征患者占育龄女性的4％～12％，世界范围内发病率为1∶15。

21 卵巢功能早衰：都市女性不孕的首要原因 ▼

卵巢被比喻为"女性的后花园"，掌管女性容颜和生命，具有产生卵子和分泌雌激素、孕激素的功能。卵巢功能早衰是指曾有自然月经周期的女性，在35岁之前由于卵巢功能衰退而引起月经失调、不孕、性欲减退、更年期综合征等一系列表现的疾病。

28 输卵管不通：阻碍生育的"头号杀手" ▼

当下，"输卵管不通"这个词对于女性来讲并不陌生，在不孕症患者中因输卵管不通所引发的病例正在逐渐增加。

34 慢性输卵管炎：不可忽视的妇科炎症 ▼

慢性输卵管炎是输卵管炎症的一种，不仅是临床常见病，而且是引起女性不孕的主要原因之一。慢性输卵管炎是主要由生殖道炎症上行扩散感染或急性输卵管炎迁延而来的疾病。

39 结核性输卵管炎：发病率最高的
内生殖器结核病 ▼

输卵管是妇女生殖器结核最易受累的部位，发病率达 90%～100%。结核性输卵管炎主要由生殖器结核的结核菌累及输卵管所致，双侧多见。

44　子宫肌瘤：早发现早治疗 ▼

子宫肌瘤又称子宫平滑肌瘤，是由增生的子宫平滑肌组织和少量结缔组织形成大的良性肿瘤，为单个或多个，大小不一，多为球形的实质性肿瘤，小的直径可仅为数毫米，大的亦有重达数千克。

50　子宫畸形：首选微创治疗 ▼

子宫畸形是指两侧副中肾管在演化过程中，受到某种因素的影响和干扰，在演化的不同阶段停止发育而形成各种发育异常的子宫。

56　子宫内膜异位症："错位"性不孕症 ▼

子宫内膜异位症是一种始于细胞水平而终止于以盆腔疼痛和不孕症为特点的持续性病变，它的形成是因为某种原因把原本应该覆盖于子宫体腔面及宫体肌层的具有生长功能的子宫内膜，生长在身体的其他部位。

61 子宫内膜炎：如何用药才有疗效 ▼

子宫内膜炎是子宫内膜发生的炎症。按其病程的长短，分为急性和慢性两种；按其感染的致病菌分为结核性和非结核性两种，临床上，非结核性子宫内膜炎较为常见。

67 阴道炎：会反复发作的妇科炎症 ▼

阴道炎是阴道黏膜及黏膜下结缔组织的炎症，是妇科门诊的常见病。各个年龄阶段的女性都可罹患阴道炎，但青春期及育龄妇女的发病率更高。

73 宫颈炎：宫颈性不孕症的主因 ▼

大自然赋予女性水一样的温柔，却又让她们承受许多特有的痛苦。据临床统计，50％以上的已婚妇女中均有不同程度的宫颈炎症。宫颈既是内生殖器重要的防护屏障，也是极易受到损伤和感染的部位。

78　排卵障碍：女性生育最基本条件受阻　▼

排卵障碍，又称为不排卵，即在排卵过程中因某些因素的影响，导致不能顺利排卵。它是女性不孕症的主要原因之一，占总不孕症的 25%～30%。医学研究表明，女性每个月经周期只有一个卵细胞可以发育成熟，女性从月经初潮开始，到 45 岁前后绝经期为止，一生共有 500 多个卵原细胞能够发育成熟。

优生优育第二课　不育症常见病因

87　少精、弱精、畸精：精子需要保护　▼

世界卫生组织规定：多次检查精子密度（精子计数）均少于 200 亿个/升的病症称为少精子症或精子减少症。

94 射精功能障碍：逆行射精、不射精要分清 ▼

不射精症是指在正常性刺激下，阴茎虽能勃起，但性生活过程中长时间不发生射精和性高潮。根据病因不同，不射精症分为功能性和器质性两种。

100 无精症：并非"不治"之症 ▼

正常情况下，男性每次排出精液的量为2～6毫升，每毫升精液中所含精子为6 000万个。无精子症是指过性生活时有精液射出，经3次以上精液检查均未发现精子。

105 精液不液化：让生育变成难题 ▼

据统计，在精液异常性不育症中，精液不液化占到40％左右。精液液化是指正常精液在射出的时候是液化状的，射出来一会儿立即形成胶冻状或者凝块，在37℃水中经过5～20分钟，精液凝固状态就会转换为液态。

110　输精道梗阻："偷"走男性的精子　▼

输精道，是指从睾丸、曲细精管到附睾、输精管、射精管的一个非常长的管道，是男性精子的"运输管道"，同时也是精子成熟和获得活动能力的场所。一旦输精道出现梗阻，就可引发输精道梗阻性不育。

115　睾丸炎：白领是"高危人群"　▼

睾丸炎是男科常见疾病，发病率为12%～18%。睾丸炎被分为急性腮腺炎性睾丸炎、急性化脓性睾丸炎、急性非特异性睾丸炎和慢性非特异性睾丸炎四种，其中以急性腮腺炎性睾丸炎最为多见。

120　精囊炎：血精症的首要病因　▼

精囊是一对长椭圆形的囊状器官，位于膀胱底的后方，输精管壶腹的外侧，形状为上宽下窄，前后稍扁，表面凹凸不平；其上端游离，较膨大为精囊底,下端细直,为其排泄管。

126 前列腺炎："腺"宝贝伤不起 ▼

前列腺炎是成年男性常见的疾病,主要的发病人群是年轻人,其中25～45岁是高发年龄段。但近年来,出现了低龄化趋势,最年轻的患者只有十五六岁。据统计,前列腺炎患者占泌尿外科门诊患者的8％～25％,约有50％的男性在一生中的某个时期会受到前列腺炎的影响。

132 精索静脉曲张："几只虫子钻进阴囊" ▼

什么是精索静脉曲张？在认识精索静脉曲张之前,我们必须了解精索的解剖结构：男子的阴囊里,左右两边各有一条由输精管、动脉、静脉血管等组成的条索状组织,医学上称之为精索。精索静脉曲张,是因精索里的静脉血流淤积,从而造成静脉丛血管扩张、迂曲和变长。

137 勃起功能障碍：60%患者是"心病" ▼

男性性功能障碍包括性欲减退、阴茎勃起功能障碍、性高潮和射精功能障碍、阴茎疲软功能障碍,其中以阴茎勃起功能障碍最为常见。

145 内分泌异常：可引发不育症 ▼

随着工作压力的加大,环境污染的日趋严重,现代男性出现内分泌异常的概率已达50%。内分泌异常最大的危害是造成育龄男性不能生育,使中老年男性提前出现更年期综合征。

151 后 记 ▼

优生优育第一课
不孕症常见病因

虽说怀孕生子是大自然赋予女性的天职，但却有67%的育龄女性面临着不能生育的尴尬。育龄女性想要生育一个健康、聪明的宝宝，必须做好远离不孕症的准备，并对优生优育的问题有个清楚的认识。

月经不调：妇科百病之源

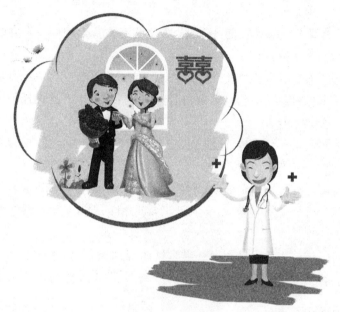

月经是指女性每月一次的有规律阴道流血。正常情况下，当女性进入青春期后，卵巢逐渐成熟，并开始分泌女性激素，子宫内膜随之发生变化而产生月经。根据医学定义，女性正常和有规律的月经周期为21～35天，月经持续时间为3～5天，正常的血流量应该少于80毫升。

月经不调是指月经周期或出血量的异常，或是月经前、经期时的腹痛及全身症状，是一种常见的妇科疾病。临床上，导致月经不调的原因包括全身性疾病，主要有血液病、高血压、肝病、内分泌失调、流产、宫外孕、葡萄胎、生殖道感染、子宫肌瘤、卵巢肿瘤等。

月经是每个健康女性生命中正常的一种生理现象，拥有它的时候会给生活带来许多的不方便，但在失去它的同时也证明着自身年华的老去。现实生活中，每个女人都会遇到很多月经不调的问题，而月经与女性的生育问题、妇科疾病息息相关。因此，为避免妇科疾病的困扰，女性应时刻关注月经变化，及时纠正月经不调，确保月经的规律正常。

自测症状

1. 痛经　女性在月经前后出现的以下腹部为中心的绞痛、坠痛、胀痛等。

2. 月经提前　突然提前 8～9 天来经且连续 2 个周期以上者。若属偶尔提前来经，下次月经正常，则不是月经提前。

3. 月经滞后　突然月经推后 8～9 天，或是月经周期为 40～50 天，且连续出现 2 个周期以上。但是，若每月月经仅延后 3～5 天且无任何症状属于正常情况，无须治疗。

4. 经期延长　月经持续时间超过 7 天，甚至半个月不止，经量不多或者略多于正常。

5. 崩漏　月经无固定周期，无固定出血天数，出血量严重失常。

6. 月经过少　月经期经量少于正常或稍见即止，有些患者兼有月经提前。

7. 闭经　分为原发性闭经和继发性闭经两种，前者指少女年过 18 岁，但尚未行经；后者指女性原有固定的月经周期，但连续停经 3 个月以上。

 ## 自我治疗

（一）饮食营养

（1）经期饮食以清淡且富有营养为主，可选择小麦、小米、玉米、紫糯米等为主食。

（2）选择温度适宜的食物：女性在经期，不宜吃太热、太冰以及温度变化太大的食物。

（3）多补充纤维素：纤维素可以促进雌激素排出，增加血液中镁的含量，以及调整月经的作用。女性在经期可多摄入水果蔬菜、全麦面包、糙米、燕窝等富含纤维素食物。

（4）多补充营养素、矿物质：肉类、蛋、豆腐、黄豆等食物富含高蛋白质，是女性经期的首选食物。

（5）多饮水：有利于保持大便通畅，减少骨盆充血。

（6）选择正确的饮品：最好选择饮用大麦茶、薄荷茶等温和性饮料，避免饮用咖啡、绿茶、可乐等刺激性饮料。

（7）适当补充红糖、糖果等，以防血糖不稳。

（8）多补充 B 族维生素：经期的女性可以在两餐之间多食用核桃、腰果、干豆等富含 B 族维生素的食物。

（二）食疗有方

1. 黑木耳红枣茶　将黑木耳 30 克，红枣 20 枚洗净后共煮汤服用。每日 1 次，经期连服。功效：补中益气，养血止血。

2. 红糖浓茶　茶叶、红糖各适量，煮浓茶一碗，去渣后饮用。每日 1 次，经期连服。功效：清热、调经。

3. 红糖山楂　生山楂肉 50 克，红糖 40 克。山楂水煎去渣，冲入红糖，热饮。非妊娠者多服几次，经血亦可自下。功效：活血调经。主治：经期错乱，月经延后。

4. 红糖乌梅汤　乌梅 15 克，红糖 30 克。将乌梅、红糖一起倒入锅内，加水 1 碗半，煎剩至大半碗，去渣温服。功效：补血止血，美肤养颜。主治：月经过多，功能性子宫出血。

5. 山楂桂枝红糖汤　山楂肉 15 克，桂枝 5 克，红糖 30 克。将山楂肉、桂枝放入瓦煲内，加清水 2 碗，用文火煎至 1 碗时，加入红糖，调匀，煮沸即可饮用。功效：温经通脉，化瘀止痛。主治：寒性痛经症及面色无华。

6. 姜枣红糖水　干姜、大枣、红糖各 30 克，将干姜、大枣洗净，干姜切碎末，大枣去核，加红糖煎水即可。口服，每日 1 次，喝汤、吃大枣。功效：温经散寒。主治：寒性痛经以及面部黄褐斑。

7. 牡丹花粥　干牡丹花 6 克（或新鲜牡丹花 10～20 克），粳米 50 克，白糖适量。先以粳米煮粥，待粥煮沸后，加入洗净的牡丹花，粥熟后加入白糖调匀即可服用。每日 2 次，空腹服用。功效：养血调经。主治：月经不调，经行腹痛。

8. 桂圆艾叶粥　艾叶 6 克，枸杞子 15 克，菟丝子 9 克，粳米 100 克，肉桂 3 克，松子 30 克，红糖适量。将艾叶、菟丝子、肉桂用纱布包好，加水适量，与松子、粳米共煮成粥，取出前 5 分钟，放入枸杞子最后调入红糖即可。每日 1 次，连服 2 周，早晨空腹食用。功效：温阳祛寒，暖宫促孕。主治：痛经、经来不止、腹痛、虚寒性不孕。

（三）用药有道

1. 乌鸡白凤丸　补气养血，调经助孕。适用于气血两亏引起的月经不调，婚久不孕等；月经不调，行经腹痛，崩漏带下，小腹冷痛，体弱乏力，腰酸腿软，舌淡苔白。温黄酒或温开水送服，每次1颗，每日2次。

2. 月月舒冲剂　疏肝调经助孕。主治：月经不调及痛经性不孕症。症见：月经不调，痛经，舌淡暗苔白。用法，每次1袋，每日2次。

3. 艾附暖宫丸　温经暖宫，调补冲任。主治阳虚寒盛，月经不调性不孕症。症见：宫寒经闭，不孕症，白带增多或经期延后，经血量少色淡质稀，小腹隐痛，舌淡苔白。用法：每丸9克，每次服1丸，每日2～3次。

（四）自疗宜忌

1. 宜

（1）饮食调理：多食用富含维生素、高蛋白、高纤维的食物，以清淡且营养为主。

（2）补充铁以及维生素C。

（3）多喝热水，保持大便通畅。

（4）注意保暖：避免风寒雨淋、游泳、冷水洗头、冷水洗脚以及久坐冷地等不保暖的行为。

（5）劳逸结合：避免体力劳动和剧烈运动。

（6）保持充沛精力和充足睡眠。

（7）做好清洁卫生：每晚用温开水擦洗外阴；选淋浴，避免盆浴或坐浴；选用柔软、消毒的卫生用品且常换，以保持外阴清洁；内裤勤洗勤换并在太阳下晒干备用；大便后要从前向后擦拭，以免脏物进入阴道。

2. 忌

（1）吸烟、酗酒以及食用辛辣、生冷、刺激性食物。

（2）月经期间过性生活。

（3）乱用药物：需在医生的指导下用药，切莫私自用药。

（4）不良心态：需保持情绪稳定、舒畅，戒骄戒躁。

（五）保健处方

1. 定期做妇科检查　在工作之余每年定期进行妇科检查1次，以了解身体的健康，预防月经不调。

2. 规律有常的生活起居　饮食、运动保健等都可影响月经,严重者导致月经不调。因此,为了避免月经不调,女性应养成规律有常的生活起居,如早睡早起、经常锻炼身体、避免熬夜、不抽烟、不喝酒。

3. 合理饮食　饮食不当或经期的不当饮食会造成女性内分泌失调,引起月经不调。因此,合理饮食可预防月经不调。

4. 放松心情　保持乐观向上的状态,以帮助自己缓解忧虑和紧张的情绪,避免内分泌失调带来的月经不调。

 温馨提醒:月经,女性生殖健康"晴雨表"

痛经、经量过多或过少、经期提前或滞后、周期延长或缩短等月经不调往往是潜伏的妇科疾病的早期"信号"。因此,月经变化常被称为女性健康的"晴雨表"。

对于女性来说,月经是生活必不可少的一部分,但是由于各种原因的影响,很多育龄女性对月经的了解很少,也很少去关心月经的变化,都是在出现妇科疾病或不孕症才到医院进行就诊。殊不知,妇科病症或不孕症的幕后推手就是月经不调。

很多女性对月经不调都有这样的疑问:月经不调代表着什么?其实,月经不调就表示患者的排卵功能异常或是器官病变。月经是女性生殖健康的重要标志之一,月经不调不仅是很多妇科疾病的先兆,而且还会引起不孕症,所以轻视不得。正常情况下,少女初潮的两三年内以及妇女更年期前后会发生"乱经"现象,其他年龄阶段女性的月经都是有规律的。

育龄女性要了解自己有没有"月经不调",应该从记录自己的月经周期开始,包括多久来一次、每次来多少天、经血量多还是少等。不管是少女、或是成年后的女性,在日常生活中都应该多注意自己的月经状况,若发现月经不调应及早就诊,切莫任其发展。

 专家解析:月经不调为什么易致不孕症

月经对于女性而言,可谓是最好的朋友,因为女性的一生平均会有400

多次月经。月经作为女性特有的生理功能，每月都会如期光顾，带来麻烦的同时还是调理身体的最佳时机。正常情况下，育龄女性的月经是按时按点来的，这一方面代表女性具有生育能力，另一方面也是女性生殖健康的标志。然而，有绝大多数女性的月经不按时按点来，有的女性因此惴惴不安，有的则不以为然。

专家表示，月经不调是女性生殖健康受到威胁的早期信号，很容易导致女性不孕症。女性一旦出现月经不调，便预示着女性正常的生理功能发生了障碍。长此以往，轻者会加速容颜衰老，严重者将导致妇科重症。从临床上观察，月经不调是女性生殖疾病的第一个阶段，多囊卵巢综合征、子宫肌瘤、子宫内膜异位症、卵巢功能早衰、卵巢囊肿、内分泌失调、女性生殖道的炎症等妇科常见疾病与月经不调有着密切的联系。据统计，35岁左右年龄段的女性如果之前长期出现月经不调症状，其患子宫肌瘤和卵巢囊肿的概率比月经规律者高很多。因此，月经不调不但会给女性带来烦恼，更会危害女性的生殖健康，导致不孕症。

月经不调是妇科常见病，通常是由于女性身体器质性病变或功能失常引发的，而种种病理变化的酿成，大都要追溯于少女时期，因为少女一般缺乏卫生知识，对饮食冷暖也不注意。所以，女性要防止月经不调导致婚后不孕，应从少女时期的生殖卫生健康做起，并随时关注月经变化。

 延伸阅读：熬夜加班，月经不调的"温床"

作为育龄女性特有的生理特征，月经会伴随女性进入青春期，度过漫长的生育年龄，直到更年期。正常情况下，健康女性的月经是有规律的，即固定的周期、适量的经血。然而，随着生活方式的改变以及环境因素的影响，越来越多的女性受到月经不调症状的困扰。研究表明，女性的工作性质、工作压力、饮食及睡眠习惯、心情好坏都可导致女性月经不调，而经常熬夜加班的女性是月经不调的高发人群。

25岁的小文，毕业后在外企工作。为了实现工作两年晋升为主管的目标，熬夜加班成了小文的"家常便饭"。虽说有些身心疲惫，但是小文觉得很充实，也乐在其中。然而，半年过去后，小文发现自己月经不断的推后，还出现了痛经。开始小文并未重视，觉得这只是偶然现象。直到 3 个月未来月经，小文才开始惊慌。因为月经不调的问题，小文的生活处于压抑、烦躁当中。妇科专家指出，职场女性经常熬夜或者加班，其睡眠时间和睡眠质量无法保障，加上强大的工作压力，其下丘脑-垂体的功能会因此受到抑制，使卵巢不再分泌女性激素，造成月经不调。因此，相对于其他女性，职业女性出现月经不调的概率大很多。

事实上，月经不调往往代表女性生殖健康出现了问题。若长此以往，很可能会导致卵巢功能早衰、不孕症等严重病患。因此，出现月经不调一定要及时调理。妇科专家特别提醒，女性应少上夜班、少熬夜、注意休息，保持充足的睡眠。如果由于工作原因一定要熬夜加班，也要在熬夜加班后及时补充睡眠，以促进精神状态以及身体各项功能的恢复。

习惯性流产：需要纠正的"习惯"

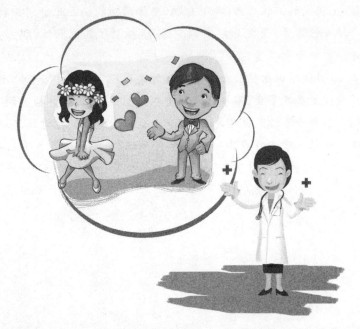

自然流产是指凡妊娠不到 20 周，胎儿体质量不足 500 克而自然终止妊娠。习惯性流产，又称复发性流产，是指连续自然流产 3 次或 3 次以上，每次流产多发于同一妊娠月份。习惯性流产分为早期习惯性流产和晚期习惯性流产两种。发生在妊娠 12 周以前的习惯性流产叫做早期习惯性流产；发生在妊娠 12～28 周的习惯性流产称为晚期习惯性流产。

习惯性流产在学术上称为反复自然流产，中医称为"滑胎"，属于不孕症范畴，是影响妊娠疾病的共同结局。有统计表明，临床上有 43 种疾病可导致习惯性流产的发生，包括免疫性因素、感染性因素、遗传性因素、解剖性因素、内分泌性因素等，其中，免疫性因素的比例为 67%，解剖性因素占 14%、内分泌性因素占 11%、遗传性因素占 5%、其他因素占 3%。

临床上，自然流产的发生率为 10%～15%，习惯性流产的发生率为 13%～17%，但其真实的发生率远高于以上数据。此外，女性在连续发生 2 次自然流产后,其再次妊娠时发生自然流产的概率为73%。

 自测症状

(1) 有3次或3次以上的连续自然流产。

(2) 习惯性流产的临床表现与一般流产相同,主要以阴道出血、阵发性腹痛为主。

 自我治疗

(一) 饮食营养

(1) 食用蔬菜、豆类、蛋类、肉类等富含各种维生素及微量元素的食品。

(2) 食用易消化的食物,尽量不食辛辣刺激的食物。

(3) 食用各种主食,如米饭、面条、馒头等,做到粗细粮均衡。

(4) 不食用油腻、油炸、火炒等食物,宜食用清淡之物,如蒸蛋、鸡汤、肉饼汤等。

(二) 食疗有方

1. 阿胶糯米粥　将100克糯米洗净后,加水煮粥,待粥将熟时,把打碎的5克阿胶加入粥锅内,用小火边煮边搅匀,待粥熟胶溶即可。早晚趁热服用,每日1剂,3天为1疗程。具有补养气血的作用,适用于气血虚引起的习惯性流产。

2. 鸡蛋红枣汤　将2个鸡蛋放入沸水中煮,等再次煮沸后,加入10个红枣及适量红糖,文火煮20分钟即可。具有补中益气、养血的作用,适用于气血不足的调养。

3. 韭菜炒核桃　核桃仁50克,韭菜150克,香油适量。用香油把核桃仁炸黄备用,将韭菜洗净切断,翻炒,再加入备用的核桃仁,炒熟后加入食盐调味即可。佐餐食用,具有温补肾阳的作用,适用于肾虚引起的习惯性流产。

(三) 自疗宜忌

1. 宜

(1) 保持心情愉快:研究表明,一部分自然流产是因为孕妇中枢神经兴奋所致。因此,孕妇要注意自己的情绪,尽量保持心情舒畅。

（2）注意清洁卫生：勤换内衣，特别注意阴部清洁，可每晚用洁净温水清洗外阴部，以防止细菌感染。

（3）适当参加体育锻炼，增强体质。

（4）起居有节，不熬夜，保证充足的睡眠。

2. 忌

（1）不遵从医嘱，随意用药。

（2）去流行性感冒、伤寒、肺炎等流行病区活动。

（3）主动或被动吸烟、酗酒。

（4）食用油腻或油炸、辛辣、味浓等食物。

（5）各种不良刺激，尤其是大喜大悲、大怒大忧以及紧张、烦闷、恐惧心理。

 温馨提醒：确诊习惯性流产有门道

临床资料表明，自然流产形成习惯性流产的风险随着流产次数的增加而逐渐上升。因此，找出流产的原因，以确保下次怀孕不再流产是有过流产经历的女性必须要去做的。专家提醒，不是连续流产3次才有必要诊治。实际上，自然流产1次及以上就应做相应的检查，以便确定原因，尤其是超过35岁、有不孕史或过度焦虑的患者，且强调夫妻双方共同检查。

预防习惯性流产的医学检查包括以下几方面。

1. 体格检查：妇科检查有无生殖道炎症、宫颈损伤、宫颈发育及感染情况，了解子宫大小、形态、活动度及附件情况；男方则需进行全身体检及生殖系统检查。

2. 内分泌检查：包括基础体温测定、子宫内膜活检、血清孕酮测定、血清LH测定、血清泌乳素测定以及甲状腺功能、糖代谢等的检查。

3. 遗传学检查：进行家谱分析、夫妇及流产物染色体核型分析，判断有无遗传性疾病。

4. 解剖因素检查：包括B超检查、子宫输卵管造影、免疫因素检查以及宫、腹腔镜检查。

5. 感染因素检查：TORCH（一组病原微生物的英文名称缩写）检测，以及宫颈分泌物支原体、衣原体等病原微生物检测。

明确病因,针对性的治疗可遏止流产的习惯性,也有利于优生优育。建议有过1次及以上流产经历的夫妇,最好在排除习惯性流产病因的情况下,再进行下一次的怀孕。

专家解析:了解病因,让流产不养成习惯

近年来,由于习惯性流产的发生率逐渐提高,人们的目光也聚焦到习惯性流产发生的病因上。实际上,习惯性流产的病因复杂,临床上,有40%以上的患者流产原因无法明确。常见的致病因素有以下三方面。

1. 解剖异常:先天性生殖系统发育不良或是生殖系统疾病导致的反复性流产,如子宫动脉发育异常、宫腔粘连、子宫肌瘤、子宫内膜异位症、子宫腺肌病等。

2. 内分泌异常:如黄体功能不全、甲状腺功能异常、胰岛素抵抗等内分泌问题造成反复性流产。

3. 感染:如弓形虫、巨细胞病毒、细菌、支原体、衣原体等病原体感染导致反复性流产。

此外,随着相关研究的不断深入,免疫学异常逐渐被认为是导致以往原因不明复发性流产的重要病因。国际上将与免疫有关的复发性流产分为自身免疫型和同种免疫型两大类。其中,自身免疫型复发性流产占1/3,主要与抗心磷脂抗体阳性有关;而同种免疫型复发性流产占2/3,主要与母胎免疫耐受失衡有关。

延伸阅读:情绪紧张易导致习惯性流产

除去一些病理的原因,习惯性流产还受情绪、不良生活方式、辐射等外界因素的影响。而这些外界因素影响最大的是准妈妈在妊娠中的紧张情绪。

女性在怀孕后,情绪就会发生改变,很多女性会产生紧张感,而这种紧张情绪会使机体处于一种应激状态,破坏了原来的稳定状态,使体内神经免

疫及内分泌功能发生紊乱,特别是孕激素的改变会使正常妊娠发生异常。原因在于孕激素是保证胚胎发育的重要激素,而其分泌与下丘脑有密切关系。生理学实验证明,人的情绪变化与大脑边缘系统特别是下丘脑有关,它会间接影响内分泌的相对稳定状态。当人的情绪长期处于紧张状态时,体内孕激素水平降低,就不利于胚胎发育。此外,女性妊娠时,其子宫处于极度敏感状态,很轻的刺激都会促使子宫收缩,从而诱发流产。因此,情绪紧张会增加孕妇流产的概率。

另外,大多数女性有过流产经历后,从得知自己再怀孕之日起,心中形成一种恐惧心理。越接近前次流产时间,心理负担越重,使内分泌紊乱达到高峰,从而造成第二次流产。而反复流产后,心理负担也是越来越重,形成恶性循环,导致习惯性流产。

临床上,也有很多习惯性流产的患者,在抱养孩子后,反而能顺利地生育小孩。原因就在于心理负担大大减轻,打破了原来的恶性循环过程,使胚胎能正常发育。所以,缓解紧张情绪有助于解决习惯性流产的问题。

多囊卵巢综合征：女性"中年发福"提前的祸根

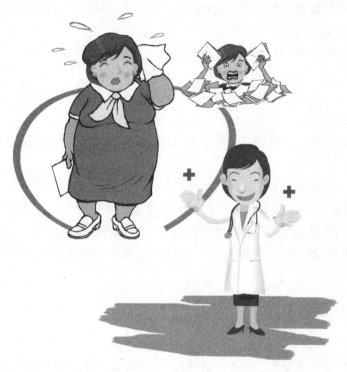

　　多囊卵巢综合征，简称 PCOS，是最常见的女性内分泌紊乱的疾病之一，其特征主要为无排卵与肥胖，并对生育功能有很大影响。多囊卵巢综合征患者占育龄女性的 4%～12%，世界范围内发病率为 1：15。不孕症中不排卵性不孕症的概率超 30%，其中 90% 的病因是多囊卵巢综合征。

　　多囊卵巢综合征是双侧卵巢增大呈多囊改变，导致人体系统的生殖代谢失调，引起女性不排卵性不孕、肥胖等症状的一种疾病，其最大的危害是导致女性不孕症。由于多囊卵巢综合征与代谢综合征的密切关系，在人群和医疗界受到越来越多的关注。虽然其病因和发病机制尚未完全阐明，但是随着医疗技术的发展，从药物治疗、楔形切除治疗，到现在的腹腔镜下卵巢打孔的微创治疗和辅助生殖技术治疗等治疗方法，特别是胰岛素增敏剂的应用,都大大提高了治疗效果以及患者的受孕率。

 自测症状

1. 双侧卵巢增大 比正常卵巢大 2～3 倍,卵巢皮质增厚,并呈车轮状排列。

2. 月经不调 表现为月经稀疏、量少、功能性子宫出血,甚至出现继发性闭经。

3. 雄化多毛 如眉毛变浓,上唇、两臂、下肢、外阴及肛周的毛增多,呈男性分布。

4. 黑棘皮症 典型表现为患者颈背部、腋下和腹股沟等处皮肤出现灰褐色色素沉着。

5. 高雄激素血症 临床测定值与种族、体质量、年龄等有关,一般体征为皮肤改变、多毛(亚洲女性少见)、痔疮,年龄大者可有脱发秃顶的表现。

6. 无排卵及不孕 表现为排卵障碍而引起的原发性不孕,即结婚一年有正常规律的性生活,无避孕而从未怀孕者,其概率占总排卵障碍性不孕症的 30%。

 自我治疗

(一)饮食营养

1. 调整饮食结构 当人肥胖时,体内堆积的脂肪会越来越多,危险系数也会越来越大。低脂低糖低热量饮食,优化饮食结构,均衡营养才有助于健康。食用含优质蛋白质高的食物,注意高纤维、高维生素食物的补充,以及低脂肪、适当的糖的食物的摄入。

2. 日常饮食宜忌 以清淡为主,避免食用辛辣刺激的饮食,避免甜食、螃蟹、柿子等食物。做到不偏食,五谷杂粮、新鲜蔬菜和水果、牛、羊、猪的瘦肉、禽蛋类、牛奶、鱼虾等均可食用。

(二)食疗有方

预防多囊卵巢综合征的蔬菜有。

1. 茄子 作为碱性食品,茄子适用减肥,适用于肥胖症者食用。此外,茄子内几乎都是水分和纤维,并且富含维生素 P,有预防血管硬化,降低胆固醇的功效。

2. 芹菜　在一定程度上起到抑制多囊卵巢综合征的发生。芹菜大部分为水分及纤维素,含有维生素 A 及维生素 C,性味清凉,可降血压、血脂,更可清内热。此外,芹菜热量很低,是预防肥胖的最佳食物。

3. 黄瓜　美容且预防多囊卵巢综合征。黄瓜中含有的丙醇二酸,有助于抑制各种食物中的糖类(碳水化合物)在体内转化为脂肪,有控制肥胖和美容的功效。

4. 红萝卜　红萝卜含有丰富的维生素 A,而维生素 A 为脂溶性,可用于减肥。吃法比较有讲究,如炖排骨可保留 93％胡萝卜素,炒菜保存了 80％胡萝卜素,生吃只吸收 10％胡萝卜素。

（三）用药有道

1. 氯米芬　具有较强的抗雌激素作用和较弱的雌激素活性。低剂量使用能促进腺垂体分泌促性腺激素,诱发排卵。用法:自月经周期第 5 天开始,每日口服 50～150 毫克,连服 5 天。

2. 地塞米松　由肾上腺来源的高雄激素血症患者,可用地塞米松抑制剂,剂量每日 0.5～1.5 毫克。血中去氢表雄酮水平恢复正常后可逐渐减量,疗程不宜过长,成功促成排卵率为 30％。

（四）自疗宜忌

1. 宜

（1）饮食调节:多囊卵巢综合征患者的饮食是非常重要的,合理的饮食习惯是辅助治疗的关键。日常饮食以清淡少糖、营养均衡为主,并合理搭配。

（2）适当运动:据报载,长期缺乏运动的女性,发生内分泌紊乱的概率明显增高,易患多囊卵巢综合征。适当运动可促进人体的血液循环,提高机体免疫力,有利于内分泌协调,提高治疗效果。

（3）控制情绪:心情的好坏直接影响到女性的身体健康。抑郁、过度压力、愤怒和恐惧等不良情绪会刺激脆弱的神经,破坏内分泌的调节,降低机体免疫力,增加发病率。

2. 忌　不关心自己,忽视自身身体的变化。当出现长痘、“中年发福”、月经不调或闭经等症状,采取不是讳疾忌医就是“偏方”自治的做法都是不可取的。

温馨提醒：肥胖突袭，小心多囊卵巢综合征

临床上,肥胖的女性患多囊卵巢综合征的概率占 60%~70%。女性患多囊卵巢综合征是由于破坏了排卵的正常途径而导致的病症。正常情况下,产生卵子的器官——卵巢,每月在生殖内分泌的相互调节下,产生一个直径约 2 厘米的成熟的卵泡,呈囊性,然后排出。多囊卵巢则是卵巢里的产生卵泡不是一个,至少有 7~10 个小于 1 厘米卵泡,造成卵子不能成熟,最终导致卵巢无法排卵,而形成多囊的状态。

若是卵巢内分泌紊乱,打破了人体正常的新陈代谢,女性患者就会出现突然的肥胖症状,大多数还伴随着月经不调。在女性看来,突然变胖是由于饮食因素的概率更大些,而月经不调则是压力所致。因此,她们觉得这并不是大事,也不会往多囊卵巢综合征这个方面想,往往是选择盲目地减肥。实际上,女性突然变胖并伴随月经不调很可能是由于多囊卵巢综合征导致。轻率地选择减肥,不追根溯源,不仅不能减肥,反而只会延误了病情,导致更严重的后果。

多囊卵巢综合征的危害是多方面的,除了会造成肥胖及月经不调,还会带来痤疮、不孕症等问题,甚至可以引起糖尿病、高血压、心血管等疾病。因此,突然肥胖的女性,须警惕多囊卵巢综合征。

 专家解析：多囊卵巢综合征该如何治疗

爱美之心人皆有之,尤其是女性,对美的追求是孜孜不倦的。在以"骨感"为美的潮流下,肥胖是很令女性抓狂的。然而,有 40%~60% 的多囊卵巢综合征的患者体质量超标,还会伴随长小痘痘、多毛等症状,而这一系列有碍"美"的因素,都是女性不能接受的。对于患有多囊卵巢综合征而又未生育的女性来说,治愈疾病,不仅可以还原自己的美丽,还能顺利生育自己的孩子。

妇科专家表示,多囊卵巢综合征常用的治疗方式有以下几种。

1. 促排卵治疗:分为药物和手术两种。药物治疗,首先是针对月经稀疏或闭经者,采用雌激素加孕激素进行周期治疗,促使月经按时来潮。服药6个月后,于月经第5天开始连续5日,服用氯米芬50～100毫克,来促进排卵。想要生育的女性,则需在服药期测基础体温,在排卵日过性生活,来增加受孕概率。手术治疗,分为卵巢楔形切除术和腹腔镜下穿刺卵泡、打孔术。当下常用且效果明显的是后者,可获得90%的排卵率和70%的妊娠率,并具有微创、安全的优势。

2. 药物治疗抑制毛发和痤疮的生长:口服避孕药,如炔雌醇环丙孕酮片(达英35),从月经周期第5天开始,每日1片,连续22天,共服用6～12个月。或是服用甲福明(二甲双胍),每日3次,每次500毫克,除去抑制毛发和痤疮生长功能,还可降低血胰岛素、血糖,更重要的是可很好地促进排卵。

3. 辅助治疗:减肥是最好的辅助治疗,肥胖患者可在促排卵时开始减肥治疗。具体方式:在保证营养的基础上,不摄入过多的热量。同时,每日适当运动,如日步行3千米,历时30分钟;每日练瑜伽或跑步,以减少过多的脂肪。

 ## 延伸阅读:避孕药对身体的危害有多大

据报载,欧美国家,1/3的女性是通过口服避孕药来避孕的;在丹麦,此比例为2/3;而在中国,使用避孕药的女性仅为3%。但是,另有数据表明,我国的人工流产的发生率比其他国家高很多。通过以上数据我们可以知道,口服避孕药的避孕效果比其他方式好,但是我国使用率很低。究其原因,跟我国女性害怕其不良反应,影响到以后生育的问题有着莫大的关系。

在日常生活中,绝大多数女性会苦恼"避孕药是否对身体有危害?""如果有危害,危害有多大?""是否可以长期使用避孕药?"等问题。实际上,迄今为止,没有任何临床资料表明,女性长期口服避孕药,如去氧孕烯炔雌醇片(妈富隆)、炔雌醇环丙孕酮片,其生育力会因此受到影响。而美国医疗机构的调查也表明,坚持口服避孕药的女性患卵巢癌的概率比不服药的妇女低40%～60%,患子宫内膜癌的概率低50%,患卵巢囊肿的概率也低很多。同时,口服避孕药可治疗多囊卵巢综合征和预防盆腔炎的发生。综上所述,口服避孕药除了有较强的避孕效果外,也能预防多种妇科疾病,且并不会影响以后的生育及影响胎儿的健康。

专家提醒，为了图方便，把紧急避孕药作为常规避孕药来使用是非常错误的方式。原因在于紧急避孕药跟常规避孕药是不一样的，紧急避孕药一次的剂量比常规避孕药的药量大 10 倍，经常服用可引起月经不调，使用不当者可能影响生育功能。

卵巢功能早衰：都市女性不孕的首要原因

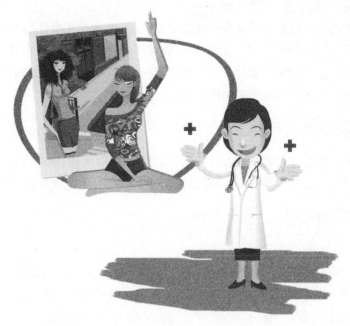

　　卵巢被喻为"女性的后花园"，掌管女性容颜和生命，具有产生卵子和分泌雌激素、孕激素的功能。卵巢功能早衰是指曾有自然月经周期的女性，在35岁之前由于卵巢功能衰退而引起月经失调、不孕、性欲减退、更年期综合征等一系列表现的疾病。据调查统计，卵巢功能早衰不仅有低龄化趋势，而且发病率越来越高。卵巢功能早衰若不及时治疗，会引发骨质疏松、血管病变及脂质代谢紊乱等危害，会造成患者的生活质量明显下降，更会给患者带来极大的生理痛苦。不良的生活方式、饮食习惯，减肥不当及强大的心理压力都是卵巢功能早衰的病因。另外，常见的卵巢早衰的病因还包括幼年的腮腺炎并发卵巢炎、反复性人流、遗传性疾病、甲状腺疾病等。

　　新生儿出生时卵巢有15万～50万个卵泡。到了生育期，女性只有300～400个卵泡能发育成熟并排出，其余卵泡均在发育到一定程度后即自行退化。随着卵泡数目的减少，雌激素水平逐渐下降，随之出现更年期症状。当卵巢内残余卵泡的数目少于一定数量时,女性将不再排卵和来月经了。正常女性卵巢功能在 45~50 岁时才开始逐渐衰退,而此时也是女性更年期的高发时期。卵巢功能早衰会让女性身体各项功能迅速下降,失去青春活力和生育能力,提早进入"更年期"。

卵巢功能早衰好发于青春育龄期妇女,发病率占成年女性的 1‰~3‰。其中,闭经者发病率为 2‰~3‰,在一般人群中为 1‰~3‰。临床上,可根据闭经、血促卵泡激素、黄体生成素显著升高、血雌二醇极度低和卵巢组织活检无始基卵泡来确诊卵巢功能早衰。

自测症状

除了正常的月经紊乱外,常伴有性欲下降、胸闷气短、潮热盗汗、心烦易怒、失眠多梦、性格怪异、食欲不振、脸部显得苍老、身体免疫功能明显下降。

自我治疗

(一)饮食营养

(1)由于高脂肪和高胆固醇饮食易造成卵巢动脉硬化,导致卵巢功能早衰,因此女性在日常饮食中宜选择高蛋白、高维生素、低脂肪、低胆固醇、低盐的食物,如豆制品、瘦肉、蘑菇、冬瓜、西瓜、绿豆、赤小豆等。

(2)碱性食物可缓和代谢酸性产物对卵巢的刺激,宜适当配食。

(3)每日摄取高钙食物的人会比摄取钙质不足的人的卵巢功能早衰的发生率降低 46%。同时,高钙饮食可预防因卵巢早衰引起的骨质疏松。

(4)每日按最大摄入量的一半补充维生素 E 胶囊。原因在于维生素 E 不但具有增强卵巢功能的作用,还具有抗细胞氧化、防细胞脂质过氧化的效用,最终起到抗衰老的效果。

(5)研究表明,若每日服用 90 毫克的维生素 C 和 30 毫克的维生素 E,患卵巢功能早衰的概率可降低 50%。

(6)英国的营养学家发现:每周平均吃 5 次胡萝卜的女性,其患卵巢早衰的可能性比其他女性低 50%。类似的结论,美国的专家也得出过。

(二)食疗有方

1. 猪脊肉粥　猪脊肉 60 克,大米 90 克以及香油、食盐等适量。先将猪肉洗净,切片,用香油略炒后加入清水,放入洗净的大米共煮成粥,待粥熟时,加入食盐调味,之后再煮沸即可。有防治卵巢早衰之功效,适用于卵巢功能早衰者。

2. **鱼鳔瘦肉汤** 鱼鳔、猪瘦肉各50克,枸杞子、太子参各20克,生地黄18克。将鱼鳔用清水泡软,切成小条状;猪瘦肉洗净,切丝;其余用料洗净备用。将所有的用料放入锅内,加入适量清水,并用文火煮1~2小时,之后加食盐调味再煮沸即可。佐餐食用,喝汤吃鱼鳔、枸杞子及猪瘦肉,一天之内服完。有滋阴降火的功效,适用于卵巢功能早衰者。

（三）用药有道

结合应用雌激素替代疗法,或用雌激素抑制促性腺激素后,在绝经期促性腺治疗,可使卵巢早衰者受孕成功。

（四）自疗宜忌

1. 宜

（1）坚持喝牛奶,多吃鱼、虾及新鲜的水果和蔬菜,保持大量维生素 E、维生素 B_2 的吸收。莲子、黑木耳等都是适宜的进补食物。

（2）科学减肥。过度减肥,会让人体长期营养不足、缺乏蛋白质,使脑垂体功能衰退,促性腺激素分泌不足,其结果使卵巢等生殖器官萎缩,功能减退。

（3）保证睡眠。良好睡眠可延缓卵巢早衰,日常生活中应养成良好的睡眠习惯,如早睡早起。

（4）使用恰当的避孕方法。最好使用避孕套,或服用常规口服避孕药来避孕,避免经常使用紧急避孕药。

（5）避免人工流产,尤其反复多次人工流产。人工流产易扰乱女性正常的内分泌,有时还会引起感染,易引发卵巢功能早衰。

（6）关注月经不调的症状,如月经量少、月经稀、闭经等情况,并及时检查就医。

（7）学会心理调节。女性内分泌功能和免疫系统及机体的抗病能力与心理有密切的关系。良好的心理,有助于身体健康,反之,则会引发疾病。

（8）做好术后护理。由于有盆腔手术史的女性发生卵巢早衰的概率很高。因此,良好术后护理有助于减低卵巢功能早衰的发病率。

2. 忌

（1）食用油炸食品，过多饮用咖啡、浓茶及酒类制品。

（2）吸烟：尼古丁可危害人体生殖功能，女性最好不要吸烟。

（3）穿紧身内衣：青春期是卵巢发育时期，青春期女性经常穿紧身内衣可会让卵巢发育受限，使卵巢受伤。

（4）久坐：女性坐姿会直接影响卵巢子宫等的血液微循环，阻碍卵巢组织的营养供给。长期久坐的女性患卵巢早衰的概率大于其他女性，且治疗卵巢早衰的难度也会增加。

（5）熬夜：女性长期熬夜会耗伤女性经血及精气神，损伤肾气，危害卵巢功能，引起卵巢功能早衰病发或加重病情。

温馨提醒：守护"后花园"可延缓衰老

青春美丽，是每个人所追求的，尤其是女性。很多女性也为此投入了很多精力和财力，这包括化妆品的使用、为保持身材的减肥、食用各种保健品等。然而，衰老是一种自然规律，每个人都不可避免。人体衰老包括两方面的因素，一方面是正常情况下的生理性衰老，另一方面则是因为疾病引起病理性衰老。在病理性的衰老中，女性朋友一定要重点关注卵巢功能早衰带来的提前性衰老。

卵巢是女性主要生殖分泌器官，位于子宫两侧，左右各一。其主要功能是生殖功能和分泌激素，生殖功能包括生产成熟的卵泡、卵泡的排出两方面；分泌激素功能是以分泌雌激素为主，并分泌少量的雄激素来维持女性特有的体征。卵巢的正常运转可维持内分泌系统平衡，保持女性特征及正常生理代谢作用。因此，女性要保持青春焕发，呵护好卵巢十分必要。

国外研究也已经发现，雌激素对人体的许多系统，特别是生殖、皮肤、神经、心血管及运动系统都有影响。以皮肤为例，如果雌激素水平下降，特别是绝经后雌激素低下的情况下会加速皮肤自然老化，从而出现皮肤萎缩，皮肤胶原含量和含水量下降，造成皮肤弹性降低。众所周知，皮肤衰老是人体衰老的直观反映。皮肤衰老了，说明人体机能正在走下坡路。因此，一旦分泌雌激素的卵巢发生功能提前衰退，人体势必会提早进入衰老时期。此外，雌激素的水平低下还会影响心血管、运动系统等方面的正常代谢，也同样会导致人体提早衰老。综上所述，卵巢与女性的青春密切相关，卵巢功能早衰会造成女性提前进入衰老时期。

 ## 专家解析1：卵巢功能早衰酿造不孕苦果

日常生活中，大家都把精子比喻成生育种子，这其实是强调精子在生育中的重要性。其实，生育的完成，需要的不单单是精子，还需要女性提供的卵子，卵子与精子结合才能完成受孕。因此，女性的卵子在生育中也扮演着至关重要的角色。

女性生殖系统中，卵巢充当的角色就是"卵子之母"。卵巢的主要功能是生产卵细胞，即卵泡，而卵泡是产生并孕育卵子的地方。因此，女性卵巢功能早衰就会影响卵子的产生，从而影响女性的生育能力，严重者甚至导致不孕症。

 ## 专家解析2：卵巢功能早衰缘何恋上"80后"女性

据临床调查统计，"80后"夫妇在进入孕育高峰期后，其生育率却没有如预计的那样持续走高。专家表示，很多"80后"夫妇因为各种因素，正面临着怀不上孩子的窘态。究其原因，卵巢功能早衰所占的比例越来越高，且该病患者有呈低龄化的趋势。

卵巢功能早衰恋上"80后"女性的原因有很多，有些是外在因素，有些是内在因素，更多的是两者的综合作用。卵巢功能早衰低龄化的原因主要有以下几方面。

1. 不良生活习惯。不规律饮食，偏爱水煮、烧烤等小吃；运动少、吸烟、酗酒多等是大多数"80后"女性的生活习惯，而这些不良的生活习惯都是卵巢功能早衰的"导火索"。

2. 重压之下的情绪不稳定。现代医学研究表明，人在情绪轻松时，脉搏、血压、胃肠蠕动、新陈代谢都处于平稳协调状态，体内免疫活性物质分泌增多，抗病能力增强，而在负面情绪下，则会增加高血压、冠心病、溃疡病等疾病的发病概率。

3. 不健康的生活方式。信息技术的发展，使得"80后"女性的生活方式趋于单调，上班是网络，下班的休息依旧是网络。同时，熬夜、暴饮暴食、盲目减肥、吸烟酗酒等不良的生活习惯是"80后"女性的生活主旋律。因此，"80后"女性的卵巢功能早衰概率高于其他女性。其实，女性健康的生活方式应该是合理安排生活节奏，做到起居有常、睡眠充足、劳逸结合、经常进行体育锻炼等，这样不仅可以调和气血、保持身体健康，而且能预防妇科疾病的发生。

 ## 延伸阅读1：常服用紧急避孕药伤卵巢

紧急避孕药的作用是指在无防护性生活或避孕失败后的一段时间内，为了防止妊娠而采用的避孕方法。由于其避孕率超过90％，所以这种药物成了很多不想生育的女性的首选。另外，紧急避孕药一般在正常避孕方法失败的72小时内使用，且该药的使用不受月经周期的限制，可谓是"方便实用"，很多图方便的女性就会经常毫不犹豫地将此类药当做常规避孕药服用。

实际上，相对于常规口服避孕药，紧急避孕药对女性身体的危害大很多。服用紧急避孕药容易引起内分泌紊乱，造成雌激素分泌越来越少，严重者会丧失雌激素的分泌功能。这也说明雌激素的主要分泌者卵巢功能受到了损伤。妇科专家表示，口服紧急避孕药对卵巢的损伤是不可逆的。因此，长期服用紧急避孕药的女性卵巢功能早衰的发病概率高于其他女性，并会提早衰老，进入"更年期"，严重者可导致不孕症。

除了会引发皮肤干燥、发色枯黄、外阴干涩、阴道瘙痒、性欲下降、出现潮热、烦躁失眠等，长期服用紧急避孕药导致卵巢功能早衰者，还会长期处于精神紧张当中。日常生活中，经常服用紧急避孕药的女性应时刻关注自己的身体变化，一旦发现问题，及早到正规医院进行诊疗。

这里还需要指出的是，目前对卵巢功能早衰尚无有效的治疗方法，只能靠周期性使用雌孕激素来替代卵巢功能。

延伸阅读2：久坐不动易导致"卵巢缺氧"

最新调查研究发现，对于现代女性来说，久坐不动可导致"卵巢缺氧"，成为伤害卵巢的重要因素。也就是说，久坐是继吸烟、饮酒、失眠后又一个易造成卵巢功能早衰的危险因素。

专家表示，女性长时间坐姿不佳，可能引起慢性附件炎，导致病原体经阴道上行感染并扩散，继而影响整个盆腔。对于本身就有子宫过度前倾或是后置问题的女性来说，久坐还会导致经血逆流入卵巢，引起下腹痛等问题。

因此，需要长期久坐工作或喜爱久坐的女性，为防止"卵巢缺氧"造成卵巢早衰以及各种妇科疾病，应每日至少间歇性活动30分钟。

输卵管不通：阻碍生育的"头号杀手"

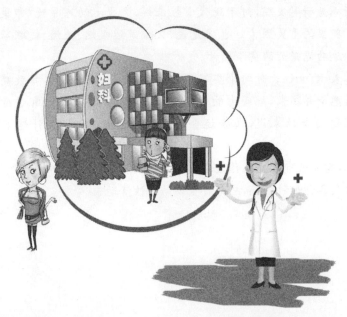

　　当下，"输卵管不通"这个词对于女性来讲并不陌生，在不孕症患者中因输卵管不通所引发的病例正在逐渐增加。然而，输卵管不通对于大众来说又是陌生的，原因是不了解输卵管为什么会阻塞。大多数女性都是因婚后多年不孕到医院检查，才发现自己患有输卵管不通。

　　输卵管是一对细长而弯曲的管，位于子宫阔韧带的上缘，内侧与宫角相连通，外端游离，与卵巢接近，全长为8～15厘米。输卵管组成部分：伞部、壶腹部、峡部和间质部，壶腹部与峡部之间称壶腹-峡连接，峡部与间质部之间称子宫-输卵管连接。

　　输卵管是女性生育的重要生殖器官，具有排卵、贮卵、输精、促进精卵结合、运送受精卵的作用。精子、卵子在输卵管内结合受精，然后，输卵管再把受精卵运送到子宫，整个孕育过程也从此开始。如果输卵管不通，受精卵无法形成，就会导致女性不孕症。此外，输卵管不通还会造成宫外孕，引发不良的后果。

自测症状

一般情况下,输卵管不通几乎没有任何临床症状和体征,主要表现为不孕症。部分输卵管伞端积水造成输卵管不通的患者有慢性腹痛的临床表现,而输卵管炎症的患者则会下腹疼痛。

1. 月经不调　因炎症导致输卵管堵塞的患者,会因病变影响到卵巢功能造成月经异常。

2. 腹部不适　输卵管堵塞症状的患者的腹部疼痛多为隐性,通常患者腰背部、骶部会有酸痛、发胀、下坠感等症状,且会随劳累而加剧。

3. 不孕症　结婚1年,有正常规律无避孕的性生活但未生育者,应到医院检查是否是输卵管不通造成。

4. 其他　部分患者会出现小腹一侧或两侧疼痛、下坠,分泌物多,腰痛等症状。

 自我治疗

（一）饮食疗法

1. 粗粮　每日主食要摄取足够的微量元素和维生素,最好选用粗粮,以帮助肠道运动。

2. 豆类　因为豆类含有很多蛋白质、钙铁和维生素,容易被人体消化,应多补充一些豆类食物。

3. 奶制品　女人最好要每日喝一定量的牛奶。

4. 水果和蔬菜　每日应摄取5种不同的蔬菜来增加身体所需的营养,多食用水果能使女性更加健康。

5. 蛋类　每日应加食1～2个鸡蛋,因为蛋类物质含有丰富的蛋白质、钙、磷以及各种维生素。

6. 其他　还要注意肉类、鸡蛋和海产品的摄入,确保有足够的蛋白质和碘的摄入。

（二）食疗有方

1. 通管鸡汤　老母鸡1只,胡桃肉150克,枸杞子60克,淫羊藿20克,五加皮60克,米酒及配料各适量。取老母鸡1只,去内脏后洗净,加水煮开,放入淫羊藿 20 克,枸杞子 60 克,五加皮 60 克,胡桃肉 150 克,米酒及配料各适量,煮至肉烂为止。吃肉喝汤,隔天 1 次。适用于输卵管不通者。

2. 通管药酒 淫羊藿 250 克,生黄地、胡桃肉各 120 克,枸杞子、五加皮各 60 克。以上诸药切片,浸入酒中,隔水加热至药片蒸透。每次饮用 200 毫升,每日 2 次。有补肾益精之功效,适用于输卵管不通者。

（三）用药有道

在应用子宫输卵管造影、宫腔镜和腹腔镜检查,明确输卵管不通的病损程度和范围后,采取相应的治疗方案。输卵管不通的药物治疗有两种。

(1) 抗生素、抗结核药、泼尼松、中药口服剂灌肠,并辅以理疗等综合治疗,但这种治疗法只对部分患者有效。

(2) 输卵管通液或宫腔镜下行输卵管插管通液术,即将抗生素、氢化可的松、0.5% 普鲁卡因及生理盐水推注输卵管腔内进行治疗。此法有一定的效果,特别是输卵管通而不畅的患者。

（四）自疗宜忌

1. 宜 心情开朗,保持良好的心态。如果盼子心切,互相埋怨,会干扰神经内分泌功能,引发输卵管功能紊乱,让受孕困难。特别是对于高龄者或结婚数年未孕者,切忌不要精神紧张。

2. 忌

(1) 讳疾忌医:女性一旦发现有生殖系炎症和盆腹腔炎症应积极找专科医生进行有效治疗,因为很多输卵管不通的原因是由于炎症未及时治疗或是在诊治过程中不当和过度的诊疗所造成的。

(2) 随意做药流、反复人流和宫腔方面的不当检查:流产时子宫腔内血液会逆流到输卵管,引起血肿机化性输卵管堵塞;频繁的宫腔检查很容易发生感染,引起输卵管炎性堵塞。

 温馨提醒：人流不当容易导致输卵管不通

在性观念开放的当下,意外怀孕的女性越来越多,且呈年轻化。孩子来的不是时候,人工流产是最佳选择。"轻松解决意外的烦恼",让女性在意外怀孕后,毫不犹豫地选择无痛人流。

人流,在一定程度上可以解决"意外烦恼",但是其危害极大,频繁人流的危害更是不可估量。实际上,人流不当可导致输卵管不通,频繁人流不但会造成严重的输卵管不通,甚至可危及生命。

人流不当导致的输卵管不通,称为"继发性输卵管不通",类型分为以下3种。

1. 输卵管通而不畅:程度最轻的一种,比较好治疗。引起的原因是管内碎屑、脱落细胞或血块阻塞;或输卵管过于纤细弯曲;或输卵管与盆壁、邻近器官粘连,牵拉了输卵管的活动。

2. 输卵管闭塞不通:损坏程度较轻,大部分输卵管是正常的,一般手术治疗成功率在90%以上。引起的原因大多数为输卵管上行感染。

3. 输卵管完全不通:程度最严重的一种,且病损严重。多由病程过长延误治疗,或是输卵管结核感染所致。此类情况因输卵管形成瘢痕、挛缩、僵硬,功能发生不可逆性改变,即使疏通成功,也很难自然受孕。

临床上,人流不当容易引起输卵管不通很常见。原因在于,人流不当易造成输卵管感染引发输卵管炎,继而造成输卵管不通。此外,人流后引发的急性盆腔炎、子宫内膜异位症也可导致输卵管阻塞。

妇科专家特别提醒,女性在意外怀孕后进行人流的时候一定要选择专业的医院和适合自己的手术方式,以免造成输卵管不通,影响生育功能。

专家解析:输卵管不通该如何选择治疗方式

如何治疗输卵管不通?对绝大多数人而言,顾名思义,既然是输卵管不通,那治疗肯定是做输卵管疏通。但是输卵管不通的分类有很多种,程度也是各不相同,治疗方式相应也是不一样的。临床上,治疗输卵管不通主要有以下方式。

1. 通液术:又名"输卵管通水(气)术",通过子宫内给予液体加上一定压力可以治疗输卵管通而不畅的情况,一般是作为一种诊断方式。该方法的治疗效果主要取决于医生的临床经验,主观判断太大,目前已基本上被淘汰。

2. 腹腔镜微创治疗:通过肚脐处置入的7毫米的导管在可视的情况下

观察是否有输卵管粘连和不通的情况。该技术是新近研究发明的微创技术,诊断、治疗可一同进行。安全性高、创伤小,是目前最佳的治疗方式。

3. 输卵管介入术:采用一根微细导管,内含导丝,将导管送入宫角处,再将导丝插入阻塞的输卵管内,遇阻力时轻轻给以压力,往返推进达到疏通管腔的目的。

4. 综合治疗:中药作活血化瘀的治疗,同时进行透热、超短波、离子透入等物理疗法,以促进局部血液循环,消除水肿,缓解组织的粘连。

 ## 延伸阅读:输卵管造影疼不疼

输卵管造影,是目前国际检测输卵管通畅程度的一种诊疗项目,不仅能全面快速检查输卵管是否通畅及通畅的程度和具体堵塞部位,同时也具有一定的治疗作用。

输卵管造影的具体操作是通过导管向宫腔及输卵管注入造影剂,利用 X 线诊断仪行 X 线透视及摄片,从而根据造影剂在输卵管及盆腔内的显影情况来了解输卵管状况及宫腔形态。该操作准确率达 98%。由于操作有一定难度,操作不当又可能会造成输卵管病情加重,或者使得输卵管发生感染,引起其他的疾病。因此,做输卵管造影需到专业医院,找专业医生实施。

作为不孕症常见的检查方式,行输卵管造影是很多患者不可避免的。因此,很多女性比较关心的是这种集检查、治疗于一体的方式在操作过程是不是有强烈的疼痛感。实际上,输卵管造影本身是不会给患者带来疼痛感的,主要是在注入造影剂时,如果输卵管畅通,患者会有很小的疼痛感,若阻塞很严重则会有比较大的疼痛感。也就是说,输卵管造影是根据病情的不同出现不同程度的疼痛感。这里还需要指出的是,有全身性疾病的患者不宜做输卵管造影。

另外,有意去医院做输卵管造影的女性朋友,需注意以下事项。

1. 了解输卵管造影。尽可能去了解输卵管造影及其注意事项和可能出现的并发症,解除紧张害怕的情绪。

2. 时间选择。输卵管造影的最佳时间是月经干净后 3 到 7 天内,月经不规律的患者可延迟到 10 天,特别不规律,比如说闭经的患者可以随时做,但需排除妊娠的可能。由于极少数的女性在怀孕后第一个月也会有少量的阴道出血，因此月经量少和闭经的女性一定要排除怀孕的可能。

3. 排除妇科炎症。造影前，一定要排除生殖道是否有其他炎症，还包括阴道、宫颈检测等。如果有其他炎症的话，需在炎症消除后再做造影。

4. 事前准备事项。可于术前半小时肌内注射一些镇静剂或者是解痉药，以减少输卵管痉挛。在造影前，患者需排空膀胱、做碘过敏试验，无过敏者，方可进行造影。

5. 便秘者可于术前口服缓泻剂，使子宫保持正常位置，避免出现外压假象。

6. 造影周期内，一定要禁止性生活与盆浴。造影后禁止性生活与盆浴两周，并可酌情使用抗生素防感染。

7. 造影后一周内有少量阴道出血但无其他不适属于正常现象，如出血超过月经量或有其他不适则需及时到院就诊。

8. 造影后最好避孕3个月，以减少造影过程中X线照射后效应影响胎儿发育。

慢性输卵管炎：不可忽视的妇科炎症

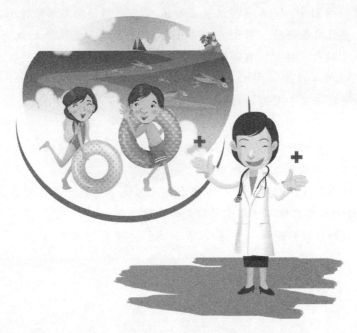

慢性输卵管炎是输卵管炎症的一种，不仅是临床常见病，而且是引起女性不孕的主要原因之一。慢性输卵管炎是主要由生殖道炎症上行扩散感染或急性输卵管炎迁延而来的疾病。该病变原因以炎症为主，但非炎症病变率也在逐渐增加，患者不可忽视。

 ## 自测症状

1. 月经不调　以月经过频、月经量过多为最常见，还可出现月经周期不规则。

2. 痛经　多半在月经前一周开始出现腹痛，越临近经期症状越明显，直至月经来潮。

3. 不孕症　以继发不孕较为多见，即婚后 1 年，有规律正常的性生活，但没成功怀孕。

4. 腹痛　下腹部出现不同程度疼痛,多为隐痛。如腰骶部出现酸痛,有下坠感。

5. 其他　性生活疼痛、胃肠道障碍、乏力、精神抑郁等。

 ## 自我治疗

（一）饮食营养

（1）多吃高纤维食物。足够的高纤维食物的摄入,可促进雌激素分泌,增加血液中镁的含量,可调整月经和镇静安神。女性应多食用如蔬菜、水果、全谷类、全麦面、糙米、燕麦等食物。

（2）应多摄取牛奶、鱼虾等钙质丰富的食品。

（3）多食含铁量丰富的食物,以利补血。月经量多的患者,应多摄取菠菜、蜜枣、红苋菜（汤汁是红色的菜）、葡萄干等含铁量多的食物,以补充缺少的血液。

（4）禁食辛辣食物。避免吃辛辣刺激性食物,以及太热、太凉,温度变化过大的食物。

（5）摄取足够的蛋白质,多吃瘦肉类、豆腐、蛋、黄豆等高蛋白食物,以补充经期所流失的营养素、矿物质,从而提高免疫功能。

（二）食疗有方

1. 车前茯苓粥　车前子 10 克,茯苓 15 克,大米 100 克,红糖适量。将前两味药放入纱布包内与大米同时煎煮,粥熟后去药包,放入适量红糖服用。有健脾益气去湿之功效,适合于慢性输卵管炎患者。

2. 红枣山楂汤　生姜 15 克,山楂 50 克,红枣 15 颗。水煎服,每日 1 剂,分 2 次服,可活血化瘀、温经止痛、行气导滞。适用于经寒血瘀型慢性输卵管炎患者。

3. 当归羊肉汤　羊肉 500 克,当归 60 克,黄芪 30 克,生姜 5 片。将羊肉切块,与当归、黄芪、生姜共炖汤,加盐及调味品,食肉喝汤,可益气养血。适用于气血虚弱型慢性输卵管炎患者。

（三）用药有道

1. 物理疗法　常用短波、超短波透热疗法、药物离子导入法等。

2. 维生素与肾上腺皮质激素联合治疗　应用泼尼松,改善局部血液循环,促进纤维组织软化吸收,利用抗生素渗透杀灭致病微生物。

（四）保健处方

1. 注重生殖卫生 做好经期、产后、流产后及性生活的卫生可避免感染炎症。在日常生活中,女性在阴道有出血时应禁止过性生活。需进行人流、放环、分娩及其他宫腔手术,应到正规医院去,以免消毒不严格导致感染。

2. 合理饮食 饮食宜高营养易消化、富含维生素,以增强自身的抵抗能力。此外,不宜吸烟、酗酒。

3. 适当锻炼 体育锻炼可强身健体,对疾病的预防和治疗都有一定的辅助作用。但过度的运动,也可引发一些妇科疾病。因此,适度地进行体育锻炼有益身体健康。

4. 心理调节 树立战胜疾病的信心,保持愉快的心情。

（五）自疗宜忌

1. 宜

（1）适当休息,注意饮食营养。

（2）注意经期卫生,防止感染,并保持外阴清洁。

（3）放松身心,不积存压力。

2. 忌

（1）不洁性生活和不规范的妇科检查。

（2）过度性生活,在月经期过性生活。

（3）频繁地做输卵管通液。

（4）食生冷寒凉和辛辣、刺激性食物。

 温馨提醒：未婚女性也会患慢性输卵管炎

未婚女性常有下腹肿痛或较明显的痛经,或是月经量多、白带异常时,则表明有可能患有慢性输卵管炎,女性需引起重视,立即到医院检查确诊。大多数未婚女性会有这样的疑问:"没有不洁的性生活,平时会注意生理卫生,也很爱干净,怎么会患病?"

其实,患输卵管炎的原因是多方面的。不洁性行为造成的细菌、真菌等感染导致的输卵管炎是最常见的,但是这并不说明没有其他的患病可能性。

导致输卵管炎的病因还包括：①由于不注意经期卫生,经期下水劳动或游泳;②疾病引起,较常见的是盆腔结核导致子宫内膜和输卵管内膜结核及输卵管不通;③极少数是未婚前长期患有阴道炎症,如滴虫性或真菌性阴道炎,病菌就能上行感染到输卵管,造成输卵管的炎症;④性关系紊乱引起输卵管炎而导致输卵管不通。

专家提醒,女性自幼年开始就应注意外阴部清洁卫生,青春期后,还应该避免不洁性行为的发生,如不在经期过性生活、避免紊乱的性关系等。如果丈夫出现慢性前列腺炎的临床症状,应立即去医院检查治疗,避免酿成不孕症的苦果。

 ## 专家解析：慢性输卵管炎为什么会导致不孕症

慢性输卵管炎导致不孕的原因是其会引发输卵管阻塞、输卵管肥大和输卵管积脓积水。慢性输卵管炎长期不愈,可以引起输卵管内黏膜粘连,造成输卵管堵塞,从而引起继发性不孕症。此外,若是输卵管管腔不完全阻塞,还会增加异位妊娠的发生机会,且当输卵管伞端因炎症而粘连时,还可以出现输卵管积水。但是,上述各种情况中,患者并不会有明显自觉症状。因此,慢性输卵管炎患者应警惕不孕症的发生。

输卵管作为人类的"生命通道",在生育过程中扮演了极为重要的"角色"。输卵管本身具有极其复杂而精细的生理功能,对拾卵、精子获能、卵子受精、受精卵输送及早期胚胎的生存和发育起着重要作用。在怀孕过程中,输卵管的作用是在一定的时间内将精子和卵子分别从相反的方向输送至壶腹部,并创造适宜环境,使两者结合为受精卵。输卵管炎症的发生必定影响其生理功能,或是不能顺利输送精子、卵子并创造不良的孕育环境,这些都可以导致不孕症的发生。

 ## 延伸阅读：宫外孕多由慢性输卵管炎导致

宫外孕的危害是巨大的,让众多女性在经历"有喜"的喜悦后,随之而来的是心理和生理双重的伤害。据统计,女性宫外孕的发生率越来越高,90%

以上的宫外孕发生在输卵管,而引起宫外孕的病因中慢性输卵管炎占据大多数。因此,防止慢性输卵管炎导致不孕是女性需要注意的,防止慢性输卵管炎导致宫外孕的发生也很有必要。

正常情况下,受精卵会由输卵管迁移到子宫腔,然后安家落户,慢慢发育成胎儿。但是,由于种种原因,受精卵在迁移的过程中出了"岔子",没能到达子宫,而是在别的地方停留下来,这就成了"宫外孕",医学术语又叫异位妊娠。在子宫外的受精卵会因为位置不对,不但不能发育成正常胎儿,还会像"定时炸弹"一样引发危险。如果不把宫外孕当做"病源"及时处理,就可能引起母体的病变及伤害,如导致母体大出血,严重者可危及生命。

慢性输卵管炎的患者会因为炎症及病情迁移,影响其输卵管的正常生理功能,即输卵管的纤毛及平滑肌的蠕动功能会受到损害。正常情况下,受精卵要到达子宫腔内,必须通过输卵管纤毛的摆动及输卵管平滑肌的蠕动。此外,慢性输卵管炎症引起的管腔闭塞、积水或粘连,均会妨碍精子、卵子或受精卵的运行,致使受精卵未能到达宫腔而发生宫外孕。因此,慢性输卵管炎的患者发生宫外孕概率较高。

结核性输卵管炎：发病率最高的内生殖器结核病

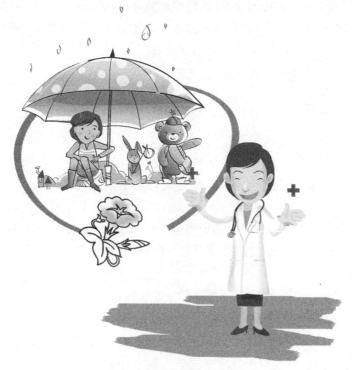

　　输卵管是妇女生殖器结核最易受累的部位,发病率达 90%～100%。结核性输卵管炎主要由生殖器结核的结核菌累及输卵管所致,双侧多见。临床上,结核性输卵管炎以慢性炎症较多见,病变进程较缓慢,输卵管粗大僵直,宫腔可变狭窄或梗阻,伞端须状黏膜可粘成一片、留有小孔或完全闭塞。因此,结核性输卵管炎是引起女性不孕症的主要原因之一。

　　结核性输卵管炎多由于输卵管结核杆菌感染所致,多发生在青春期和青年期,多见于 20～40 岁的女性。输卵管结核的主要病原体是人型结核杆菌,仅有 5% 病原菌为牛型结核杆菌。输卵管结核常累及双侧输卵管,双侧输卵管可能同时或先后受到感染。

自测症状

1. 特殊症状 月经期有发热，有时甚至高热达 39 ℃，但不用任何治疗，经期过后体温将自行下降至正常。

2. 妇科症状 白带增多、月经周期紊乱、月经量过多或过少，甚至闭经。

3. 其他症状 下腹疼痛，少数患者有轻度的下腹坠胀感和腰骶部轻微疼痛。疲劳、盗汗、低热、食欲差等临床症状。

4. 生殖功能异常 不孕症、自然流产或宫外孕。

 自我治疗

（一）饮食营养

（1）多吃蔬菜水果，多食豆制品。多食含蛋白量高的瘦肉、菌类，以及增加维生素和矿物质的摄入量，以此来提高患者自身蛋白质的含量，平衡营养。

（2）过量摄入胡萝卜素会造成卵巢的黄体素合成、分泌量减少，甚至导致无月经、不排卵，或经期紊乱的现象。因此，日常饮食中应避免摄入过量的胡萝卜素。

（3）避免过多摄入咖啡、酒精等刺激性饮料。

（二）食疗有方

1. 藕饮 茯苓、淮山各 12 克，百合、红枣各 10 克，洗净后备用。将 120 克鲜藕洗净后切片，与以上几味一同放入锅中并加入水 1 000 毫升，待熬成浓汁后即可。代茶饮，适用于结核性输卵管炎的患者。

2. 百合鸭 新鲜百合 300 克，母鸭 1 只，黄酒、白糖、细盐适量。将百合洗净后放入洗净的鸭肚内淋上黄酒、细盐，用白线将鸭身扎牢，旺火隔水蒸至鸭肉酥烂即可。饭前空腹食，每日 2 次，每次 1 小碗，隔夜加热后食用。

（三）用药有道

（1）在医生的指导下，进行抗结核的规范治疗。在服用利福平、异烟肼等抗结核药物期间，配合服用大剂量的维生素 B_6 以减轻抗结核药物的毒性反应。

（2）由于结核性输卵管炎是慢性消耗性疾病，机体免疫功能的强弱对控制疾病的发展、促进病灶愈合、防止药物治疗后的复发等起很重要作用。因此,急性期患者至少需卧床休息3个月。

（四）保健处方

1. 注重自身营养保健　女性在日常生活中,加强月经期、人工流产后、分娩后的饮食营养,可增强体质并提高免疫力,降低患病率。

2. 慎重减肥　追求骨感的女性,不可随意地节食减肥,且要在科学减肥的情况下,保持脂肪占体质量的22%以上。

3. 运动保健　长久坐着工作的女性,需每隔1小时就站起来活动;日常生活中,也要适当地运动来提高身体抵抗力。

4. 做好生殖卫生保健　做好性生活前后的清洁工作,可预防病菌的入侵,夫妻双方可在清洗外生殖器后再过性生活;女性在阴道出血时禁止过性生活。

（五）自疗宜忌

1. 宜

（1）加强体育锻炼。每日进行适量的体育锻炼,如做广播体操、瑜伽等,并持之以恒,有助于提高结核性输卵管的治疗效果。

（2）合理饮食。在保证营养的情况下,多摄入蛋白质、维生素及矿物质,多吃蔬菜水果、豆制品、瘦肉、菌菇类等食物。

（3）从事轻度活动,注意休息。

（4）解除思想顾虑,有利于全身健康状况的恢复。

2. 忌

（1）不良生活方式。熬夜、饮食不规律、过度疲劳等生活方式都可促使病发。

（2）食用辛辣食物以及酒、咖啡、可乐等刺激性饮料。

（3）吸烟,包括吸二手烟。

（4）不及时宣泄不良情绪。在重压下长期工作,经常处于紧张、情绪波动状态都会引发疾病或加重病情。

 温馨提醒：结核性输卵管炎要早治疗

结核性输卵管炎属于慢性输卵管炎的一种,所占比例为5%～10%。结核性输卵管炎大多数是由继发性感染引发的,例如有淋巴结、肺、肠道、泌尿道等处的结核,其结核菌就会通过血行或淋巴道感染邻近的生殖器官。由于输卵管对经血行播散的结核菌比女性生殖道的其他部位更易感染,所以首当其冲地造成结核性输卵管炎。

输卵管结核对女性生殖功能的影响是严重的,可导致女性不孕,而其危害程度与发现早晚有密切的关系。如若早发现、早治疗的话,女性生育功能就可恢复到正常状态。若是确诊较晚,输卵管受到"重创",那女性患不孕症的可能性就大大增加。因此,早发现、早诊断及早治疗,对于保护输卵管结核患者的生育功能具有重要的意义。

专家解析:首选微创技术治疗结核性输卵管炎

微创技术治疗输卵管炎是指宫腔镜、腹腔镜或输卵管镜技术下进行的手术治疗,具有安全、高效、创伤小的特点。由于造成结核性输卵管的结核杆菌侵犯输卵管内膜、肌层和浆膜层,造成输卵管管壁增厚、管腔变硬、伞端肿大外翻。有的伞端封闭,还会使管腔内充满大量干酪样坏死物质、积脓或积水。有的输卵管僵直增粗,管壁内有结核结节,有时出现盆腔炎,有的则促使输卵管与邻近器官,如卵巢、子宫、肠管、腹壁广泛粘连。因此,微创手术治疗结核性输卵管炎主要有以下4种。

1. 输卵管造口术:对输卵管积液伞部粘连梗阻患者,施行伞部再造术,解除梗阻粘连。

2. 输卵管扩张术:从宫角部探查,试扩张输卵管,并酌情保留支架1~2周,防止再粘连。

3. 输卵管植入术:对峡部部分粘连堵塞者可切除粘连部分,将剩余部分从宫角植入。

4. 输卵管切除术:对炎症破坏明显,难以保留输卵管者,酌情切除输卵管。

这里需要提醒的是,结核性输卵管炎的手术治疗要严格实行无菌操作,避免医源性感染或炎症扩散。因此,患者需找正规医院和专业医生进行手术治疗。

此外,结核性输卵管炎还可采用综合法治疗,即首先抗结核药物治疗,一般采用链霉素、对氨基水杨酸钠和异烟肼联合治疗。在全身抗结核治疗数月后,考虑应用含有链霉素和可的松的药液进行输卵管通液治疗。

 ## 延伸阅读1：腹部运动可预防输卵管炎

日常生活中,女性喜欢常做腹部运动来保持自己的完美身形和体态,如仰卧起坐减小肚子、跳肚皮舞来塑造女性的优美身姿等。实际上,这些我们再熟悉不过的腹部运动,对预防输卵管炎症,效果突出。

专家表示,腹部运动可有效加速腹部的血液循环,加速为盆腔内的生殖器官运输营养和带走有害物质。这样有助于提高内生殖器的新陈代谢,以及提高其抵抗力和免疫力。而长期处于坐着不动的女性,则会导致体内血液循环减慢,静脉血液回流受阻,从而使盆腔充血。长此以往,就容易引发输卵管炎等各种妇科炎症。因此,经常针对性地让腹部动起来,可有效地预防输卵管炎的发生,更对女性生殖健康起保健作用。

 ## 延伸阅读2：继发生殖器结核的原因

生殖器结核是指结核分枝杆菌侵入女性生殖道后引起的一种慢性炎症性疾病,是女性原发性不孕的常见病因之一。生殖器结核大多数是继发其他部位的结核,包括常见的肺结核、肠结核等。生殖器结核继发途径主要有以下4方面。

1. 血行传染：最主要的传播途径。结核杆菌感染肺部后,可在约1年内通过血行感染内生殖器,传播路径依次是输卵管、子宫内膜、卵巢、宫颈、阴道,少数可传播到外阴。

2. 直接蔓延：腹膜结核、肠结核可直接蔓延到内生殖器。

3. 淋巴传播：比较少见的传播方式。消化道结核传播通过淋巴管传播给内生殖器。

4. 性生活传播：罕见的传播途径。男性泌尿系结核可通过性生活传播,再上行感染给女方内生殖器。

子宫肌瘤：早发现早治疗

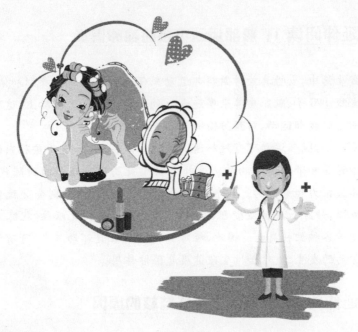

　　子宫肌瘤又称子宫平滑肌瘤，是由增生的子宫平滑肌组织和少量结缔组织形成的良性肿瘤，为单个或多个，大小不一，多为球形的实质性肿瘤，小的直径仅为数毫米，大的亦有重达数千克。子宫肌瘤是女性生殖器最常见的一种良性肌瘤，20％～25％的育龄妇女有子宫肌瘤，多见于30～50岁的女性，以40～50岁最常见，20岁以下少见。

　　在女性不孕症中，子宫性不孕症所占的比例为10％～24％，而子宫肌瘤合并多种生殖疾病和内分泌功能紊乱的概率高达27％。女性子宫任何部位都可发生子宫肌瘤。根据肌瘤的发展过程中与子宫肌壁的关系，可分为肌壁间肌瘤（占60％～70％）、浆膜下肌瘤（约占20％）和黏膜下肌瘤（占1％～15％）3类。

　　中医学认为，子宫肌瘤的形成，多与正气虚弱、血气失调有关。现代医学认为，子宫肌瘤的发生与遗传、种族、地域、卵巢功能失调及性激素分泌紊乱有极大的关系。子宫肌瘤是性刺激依赖性肿瘤,较小的子宫肌瘤很少影响妊娠,但体积较大和黏膜下肌瘤则可引起不孕症和流产。

临床上,子宫肌瘤导致不孕主要是因为宫腔形态变异后不利于精子的储存、存活、上游进入输卵管获能受精及子宫内分泌功能失调、子宫平滑肌舒缩活动紊乱、子宫内膜和子宫肌肉层微小血管循环功能失调和无排卵。

 ## 自测症状

(1) 平时大便很正常,突然发生排便困难。

(2) 出现月经不调,表现为月经周期缩短,20 天或者 20 多天 1 次,且经期时间长,出血量增多。由于大量失血,还可出现继发性贫血,出现心慌、头晕、乏力、失眠、面色苍白等症状。

(3) 清晨空腹时或膀胱充盈时,在小腹部可触摸到硬而活动的肿块。

(4) 平时泌尿系统没有异常,之后出现尿频、尿急、排尿障碍、尿潴留等。

(5) 出现大量血性或脓性白带,并有强烈臭味和阴道分泌物增多的症状。

(6) 34%子宫肌瘤患者会出现腹部坠痛、腰背痛、深部盆腔痛、痛经和性生活疼痛的症状。

(7) 10%~30%子宫肌瘤患者可出现病理妊娠,即出现早期妊娠流产、习惯性流产、宫外孕、早产、胎儿位置异常和宫缩异常等。

(8) 不孕症。

 ## 自我治疗

(一) 饮食营养

(1) 高脂肪食物可促进雌激素的生产和释放,可加重病情。因此,患者应少吃高脂肪食物,如油条、炸鸡、狮子头等。

(2) 饮食宜清淡,多吃鸡肉、瘦肉、鲫鱼、甲鱼以及冬瓜海带、紫菜、水果等,不食用羊肉、虾、蟹、咸鱼等发物;同时不能食用辛辣、刺激性食物,像辣椒、生葱、白酒等。

(3) 禁食红枣、阿胶、蜂王浆、龙眼等热性、凝血性和含激素成分的食品;慎用人参、鳖甲等大补食品。

（4）日常生活中，多食用富有营养的干果类食物及五谷杂粮，如花生、瓜子、杏仁、核桃、玉米、绿豆等。

（5）饮食定时定量，切忌暴饮暴食。

（二）食疗有方

1. 山楂木耳汤　将100克山楂用500毫升水煎后去渣，之后加入泡发的黑木耳，文火煨烂，加入红糖调味后即可食用。日服2～3次，5天服完，连服2～3周。

2. 桃树根瘦肉汤　将100克桃树根，150克瘦猪肉洗净，切小块后一同放入砂锅内，并加入适量葱、生姜、精盐、酱油、水，用武火烧沸后，转用文火炖至肉熟烂即可。分次食肉喝汤，2天1次，15天为1疗程。

3. 藕粉银耳汤　将10克银耳泡发后，与适量冰糖一起放入锅中，煮至熟烂后，加入10克藕粉，冲服即可。

4. 鸡蛋药膳　益母草50～100克，陈皮9克，加水与2个鸡蛋煮熟后，取出鸡蛋去壳后，再次放入锅中再煮片刻。吃蛋饮汤，月经前每日1次。

5. 丹参牛蛙汤　丹参30克，党参15克用纱布包好；牛蛙250克，开膛去皮洗净，热油爆炒。将炒好的牛蛙、药包放入锅中，并加入适量的水，小火炖煮30分钟后，加精盐、麻油适量调味即可食用。食肉喝汤，每日口服1次，连服15日。

（三）用药有道

子宫肌瘤为性激素依赖性肿瘤，故采用拮抗性激素的药物治疗，包括以下几种。

1. 宫瘤清片　用法：口服，一日3次，一次3片，3～4个月为1个疗程。功效：软坚散结、活血化瘀、扶正固本。

2. 甲孕酮　用法：周期治疗为每日口服4毫克，自月经第6～25天口服；持续治疗为第一周4毫克，每日3次；第二周8毫克，每日2次；第三周起10毫克，每日2次。均持续服用3～6个月。

（四）自疗宜忌

1. 宜

（1）多吃水果、蔬菜，少食辛辣、刺激性食品。

（2）注意休息，避免过度疲劳，不熬夜。

（3）保持外阴清洁、干燥，必要时随时清洗外阴。

（4）多吃含铁、维生素 C、维生素 B_{12} 的食物，以防缺铁性贫血。

（5）控制体质量，减少使用养颜瘦身等制剂。

（6）及时生育，尽量少用或是不服用避孕药。

（7）确诊子宫肌瘤后，应每月到医院复查，积极配合医生诊治。

2. 忌

（1）月经来潮时吃芒果。因芒果有止血功效，会造成子宫肌瘤的病发。

（2）摄取雌激素，尤其是绝经患者，因补充雌激素可促进子宫肌瘤生长。

（3）食生冷、寒凉性食物，以及含有雌激素食物，如番薯、山药、蜂王浆等。

（4）大怒大悲、多思多虑。

（5）行经时过性生活。

 温馨提醒：年轻女性慎用美容保健产品

据临床统计，子宫肌瘤患者呈现年轻化，由原来好发于 35～55 岁的女性提前到 20～40 岁的女性。究其原因，主要是过度地使用化妆品、保健品等含雌激素高的产品。

众所周知，在高压力、高节奏的现代社会，女性日常生活最离不开的是化妆品。不同的天气要使用不同的化妆品、不同场合要化不同的妆、哪些化妆品可以让自己精神饱满、永葆青春美丽等，女性在考虑这些问题的同时，也就要使用不同类型的化妆品。因此，年轻女性通常会购买各种各样的化妆产品。市场上琳琅满目的化妆品也正好迎合了年轻女性的需求，同时给予了她们动力去购买更多不同类型的化妆品。正因如此，年轻女性常在不同的选择中，迷失了自己，买了很多。由于过度地使用化妆品，造成各类疾病的病发，子宫肌瘤就是其中常见病和多发病。

女性在使用化妆品或者服用保健品后都会出现皮肤光洁年轻、精力充沛的现象，这往往与产品中含有雌激素有关。服用一些含雌激素高的保健品后某些更年期出现的多汗、失眠等症状也会有明显改善。于是，不少爱美的女性就希望通过美容保健产品来保持青春美丽。殊不知，年轻女性本身雌激素水平就高,如若滥用化妆品或保健品,会导致体内激素水平异常,造成子宫肌瘤的病发。然而,子宫肌瘤又是激素依赖性良性肿瘤,过度的补充雌激素会促进子宫肌瘤成长,促使病情的加重。

当下,为吸引消费者,避开人们恐激素心理,许多保健品或化妆品商家往往会冠以纯天然成分或者无雌激素来掩饰雌激素的用量。实际上,保健产品还是会含有一定量的雌激素。对于本身雌激素水平就高的年轻女性来说,更要警惕使用美容化妆品,切莫滥用。同时,合理安排饮食、保证充足睡眠的女性,就无须服用保健品。即便觉得需要补充雌激素,也要在医生的指导下,制订安全服用计划,切莫乱吃保健品。

专家解析：如何治疗子宫肌瘤

据报载,一位39岁的女士,在查出患有子宫肌瘤后,按照"老辈"的说法,认为女人绝经后,肌瘤会自然消失。于是,她就天真地采取了"自疗",11年后竟长了10个子宫肌瘤。这期间,该女士经历了月经周期缩短、经量增多、经期延长、不规则阴道流血、尿频、排尿困难、便秘、严重贫血等症状,最后在挺不住的情况下她才走进了医院。事件的发生表明,确诊患有子宫肌瘤的女性,需及时到院,接受正确的诊疗,一味的"自治"是不可取的。

患有子宫肌瘤该如何治疗呢?除去给患者带来痛苦,子宫肌瘤最大的危害是导致女性不孕。在子宫肌瘤呈现"年轻化"的今天,子宫肌瘤的治疗需确保女性能正常生育。临床上,子宫肌瘤的治疗原则是结合患者的年龄、子宫肌瘤大小、形态、数目和位置,以及卵巢储备力、孕产史、有无其他不孕因素及不孕时间等选择恰当的治疗方式。子宫肌瘤的治疗方式主要有两种,即手术治疗和药物治疗。其中,手术治疗为主,药物治疗为辅。

子宫肌瘤的手术治疗方式主要有3种:即开腹手术、腹腔镜手术及宫腔镜手术。①开腹手术:适用于切除体积较大、多发性、浆膜下和肌壁间肌瘤,术后子宫腔和盆腔粘连、再次手术率高。②腹腔镜手术:适用于切除中等大小浆膜下肌瘤,手术创伤小、盆腔粘连轻、术后恢复快、妊娠率高于开腹手术,是不孕症患者的最佳选择,但多数患者妊娠后仍需剖宫产分娩。③宫腔镜手术:适用于切除黏膜下肌瘤或蒂性肌瘤,患者妊娠后剖宫产率高。

子宫肌瘤的药物疗法主要是辅助治疗,适用于年轻患者(小于35岁);肌瘤体积小(直径小于6厘米)、数量少(小于6个);子宫体积(小于6周妊娠大小);肌瘤生长缓慢;双侧输卵管畅通;有生育要求者。治疗药物包括促性腺激素释放激素激动剂、米非司酮、芳香化酶抑制剂等。

 ## 延伸阅读1：如何预防子宫肌瘤癌变

在人们的认知中,子宫肌瘤的肿瘤癌变概率非常高,尤其容易转化为恶性肿瘤。其实,子宫肌瘤虽说是一种常见的妇科疾病,但多数为良性肿瘤,不过作为肿瘤家族的一员,也是可以癌变的,只不过其癌变的概率并不高。原因在于子宫内病发肌瘤的位置包括肌壁间、浆膜下、黏膜下等,其中,只有子宫肌瘤发生肉瘤变性,瘤体突然发展较快,生长迅速,则肌瘤才有癌变的可能。

这也就是说,一旦检查出子宫肌瘤,患者应该引起重视,在医生的指导下进行科学治疗。为避免癌变的发生,子宫肌瘤患者在及时治疗的同时,应保持良好心态、注意休息,并遵医嘱定期到医院复查。

 ## 延伸阅读2：豆浆长期当水喝并不可取

豆浆是一种营养又健康的食品,常饮用豆浆可以养颜美白,调节女性内分泌。因此,豆浆是女性朋友的常用饮品。但是,如果长期把豆浆当水喝,即每日饮用量达2 000毫升,这种做法不但不能吸收豆浆正常的营养水平,反而会因为"营养过剩"而引发子宫肌瘤等疾病。

豆浆里含有大量的植物雌激素和大豆异黄酮,体质敏感的女性过量摄入豆浆后反而容易诱发子宫肌瘤,子宫肌瘤患者饮用豆浆也可促进肌瘤成长,加重病情。专家建议广大女性适当摄入豆浆量,一般每周3～4次,每次不超过1 500毫升。

子宫畸形：首选微创治疗

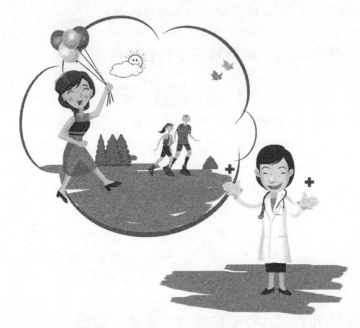

子宫畸形是指两侧副中肾管在演化过程中，受到某种因素的影响和干扰，在演化的不同阶段停止发育而形成各种发育异常的子宫。先天性子宫畸形是生殖器官畸形中最常见的一种，临床意义也较大。正常情况下，子宫是由胚胎期双侧副中肾管中段发育并融合而成，是女性月经产生和孕育胎儿的器官。一般处于骨盆腔中央部位，位于膀胱和直肠之间。正常发育后的子宫一般长约7.5厘米、宽约5厘米、厚约3厘米，看上去就像是一个倒置的三角形，深度大约是6厘米。

子宫畸形性不孕症占子宫性不孕症的3%～4%。复发性流产女性中子宫畸形的发病概率为5%～10%，晚期妊娠流产和早产女性中的子宫畸形发病率则超过25%。子宫畸形常伴有卵巢发育不全和泌尿生殖道畸形，导致女性月经失调和生育功能障碍。

自测症状

1. 原发性闭经或月经失调　其中月经失调包括月经稀少、月经过少、痛经或功能失调性子宫出血等。女性月经周期受卵巢-子宫内分泌轴的调控，子宫发生畸形就会影响其内分泌的调控功能，导致女性闭经或月经失调。

2. 下生殖道畸形或发育异常　由于子宫发育受性染色体核型和性激素的调节，子宫畸形也会影响下生殖道的发育，造成下生殖道畸形或发育不良，进而影响性生活和受孕功能。

3. 性生活异常　表现为性生活困难、性生活痛、阴道痉挛、性冷淡和无性高潮等。

4. 不孕症　原发性或继发性不孕。

5. 女性第二性征发育不良　呈幼稚型。

6. 病理性妊娠　包括反复或习惯性流产、早产、胎位和胎盘位置异常、死胎和异位妊娠等。

 自我治疗

（一）饮食营养

（1）饮食宜清淡，注意适当增加肉类食物，不食虾、蟹、鳗鱼、咸鱼、黑鱼等发物。

（2）多食一些猪肝、蔬菜和水果。忌食辣椒、麻椒、生葱、生蒜、白酒等刺激性食物及饮料。

（3）禁食龙眼、红枣、阿胶、蜂王浆等热性、凝血性和含激素成分的食品。多吃豆类、瘦肉、鸡蛋、香菜、墨鱼等食品。

（二）食疗有方

1. 当归羊肉汤　将洗净的1 000克羊瘦肉切块备用。60克生姜放入油锅内略炒片刻，倒入羊肉块共炒，炒至血水干后加入适量水，放入用纱布包好的100克当归及适量食盐，用小火焖煮至熟即可。分次食用，具有温中补血，调经祛风的作用，适用于子宫畸形的患者。

2. 益母草茶　益母草30克，红糖50克。上药共煎，取汁分服，具有活血益气的作用，适用于子宫发育不良患者的康复。

3. 母鸡汤　老母鸡1只,旱莲草20克。将母鸡宰杀后去杂毛及内脏,洗净后切块,与旱莲草一同放入锅中,加入适量水后煮至肉烂即可。食鸡肉喝鸡汤,具有补益肝肾,滋阴助孕的作用,适用于子宫发育不良性不孕症的患者。

(三)用药有道

子宫畸形的药物治疗针对的是子宫发育不良,主要运用性激素周期疗法、促排卵、甲状腺激素和催乳素抑制剂治疗。

(四)自疗宜忌

1. 宜

(1)术后应在保证营养下多食流质、半流质的食物,以利于消化,如藕粉、牛奶、瘦肉汤、鲜鱼汤等。

(2)术后的饮食宜清淡,不食用刺激性食物及饮料。

(3)营养状况不佳的患者,可口服适量的高能营养素制剂。

(4)养成良好的生活习惯,如不熬夜、不吸烟酗酒、劳逸结合等。

(5)做好定期体检,以防造成不孕症。

2. 忌

(1)术后进食过早。一般在肛门排气后开始喝少量水,没有不适的情况下,开始食用米汤、菜汤等流食。

(2)思想负担过重,不遵医嘱。

 温馨提醒:子宫畸形的类型并不单一

子宫是产生月经和孕育胎儿的器官,位于骨盆中央,在膀胱和直肠之间。子宫可分为底、体与颈三部分。正常的子宫是由侧副中肾管融合而成。由于自身或是外界因素的影响,子宫未能正常地发育,就形成了子宫畸形。一般情况下,影响因素的不同也会形成不同类型的子宫畸形,且不同的表现形式所呈现出的症状也是不一样,治疗也是不同的。因此,了解子宫畸形的常见临床表现形式,有助于及早发现病症,及时治疗,避免危害。临床上,子宫畸形有如下常见表现。

1. 单角子宫:一侧副中肾管发育完好,形成一发育较好的单角子宫伴有一发育正常输卵管。对侧副中肾管发育完全停止。单角子宫会有正常的子宫功能，如月经、妊娠等，但有时候也会引起月经不调或是流产等。

2. 纵隔子宫：两侧副中肾管会合后，纵隔未被吸收，将宫体分为两半，但子宫外形完全正常，为纵隔子宫。若子宫纵隔延伸至阴道，则可同时形成阴道纵隔。

3. 双角子宫：副中肾管的尾端已大部融合，纵隔已退化，形成单宫颈、单阴道，子宫底部会合不全，子宫外形呈双角形，故称双角子宫。

4. 盲角子宫：两侧副中肾管发育均较好，但一侧子宫角未与阴道连通的子宫畸形，称为盲角子宫。盲角子宫患者在青春期月经来潮后，会有周期性的下腹痛，且会日渐严重。如果长期未被发现，可因经血潴留，导致子宫积血、输卵管积血，甚至腹腔积血。

5. 残角子宫：一侧副中肾管发育正常，另一侧在发育过程当中发生停滞等异常情况，而形成不同程度的残角子宫。临床上常见的残角子宫，是仅通过纤维条束与对侧的单角子宫连接，且多数无症状。

6. 幼稚型子宫：妊娠晚期或胎儿出生后到青春期以前的任何时期子宫停止发育可出现各种不同程度的子宫发育不全。幼稚型子宫可造成痛经、月经过少、闭经或不孕。

7. 始基子宫：两侧副中肾管向中线横行延伸会合后不久即停止发育，造成子宫很小，且多无宫腔或虽有而无内膜生长。始基子宫可造成女性无月经来潮。

 专家解析：治疗子宫畸形为何首选微创技术

患病后如何治疗？这一直是患者最为关注的事情。子宫畸形的表现形式比较多，治疗方式也不是单一的。在临床治疗中，子宫畸形的主要治疗方式是手术治疗，即矫治泌尿生殖器官畸形和矫治泌尿道畸形两种方式。矫治泌尿生殖器官畸形的手术，包括子宫纵隔切除术，子宫成形术、残角子宫切除术、阴道纵隔切除术、横隔切除术等。矫治泌尿道畸形的手术，包括切除多囊肾、矫治泌尿生殖道畸形等。

近年来，随着微创技术的发展及其临床应用的普及，宫、腹腔镜联合检查已成为了诊治子宫畸形的常规手段。经过临床验证,宫、腹腔镜联合检查是诊断子宫畸形最可靠的方法。长久以来,临床上一直靠影像学检查来诊断子宫,即用子宫输卵管造影及B超来检查子宫腔内及双侧输卵管畅通情况。但是,造影检查易受造影剂、宫腔形态以及读片解释差异等因素影响,造成诊断没有特异性征象。另外,B超检查受宫腔变形或宫腔线紊乱的影响,易造成子宫粘连、子宫纵隔和子宫内膜息肉相混淆。宫、腹腔镜联合检查,是在直视子宫腔内的形态、双侧宫角与输卵管开口情况、内膜厚度、有无占位病变的同时,还可对子宫外形结构和轮廓特征进行同步检查。相较于单独对宫腔内或宫腔外检查,宫、腹腔镜联合检查更为准确。

在现代医技水平迅猛发展的今天,宫、腹腔镜联合技术不仅可以用来检查,还可以在镜下进行微创手术。宫、腹腔镜联合技术矫治子宫畸形,不需要切开子宫,只是在微创上的环境下修复子宫的异常结构,使其恢复正常解剖学形态。假如子宫腔内有其他病变,如子宫内膜息肉、黏膜下肌瘤、宫腔粘连等,也可在矫治手术中同时进行相应的治疗。此外,腹腔镜的监护能够直接观察子宫浆膜面的变化,还可及时拨开肠管或其他邻近器官,避免宫腔镜作用电极及其热传导造成的邻近组织损伤。相较于创伤大、出血多,术后易形成子宫瘢痕的经腹子宫整形术,宫、腹腔镜微创手术不但安全、便捷,而且减轻了患者的痛苦,节省了患者的时间,减少了并发症,真正做到了有的放矢的治疗,是治疗子宫畸形比较好的选择。

 ## 延伸阅读:什么是宫、腹腔镜技术

目前,宫、腹腔镜技术已成为女性不孕症必不可少的检查和治疗手段。宫腔镜是一种纤维光源的内镜,包括宫腔镜、能源系统、光源系统、灌流系统和成像系统,主要用于子宫腔内检查和治疗。宫腔镜可直接清楚地观察患者宫腔内情况,了解致病因素,同时对异常情况做手术治疗。

腹腔镜是一种带有微型摄像头的器械。它进行手术的原理是:腹腔镜镜头(直径为3~10毫米)插入腹腔内,运用数字摄像技术使腹腔镜镜头拍摄到的图像通过光导纤维传导至后级信号处理系统,并且实时显示在专用监视器上。然后医生通过监视器屏幕上所显示的患者器官不同角度的图像,对患者的病情进行分析判断,并且运用特殊的腹腔镜器械进行手术。由于其具有创面小,痛楚小的特点,因此也被人称之为"钥匙孔"手术。

宫、腹腔镜技术集检查和治疗于一体,是电子、光学、摄像等高新技术在临床手术中应用的典范,在治疗不孕不育症中的作用已越来越受到人们的瞩目,并在国际上呈现风靡性发展势头。宫、腹腔镜技术因具有创伤小、并发症少、安全、康复快的特点,是目前最先进、最尖端的微创技术。

子宫内膜异位症："错位"性不孕症

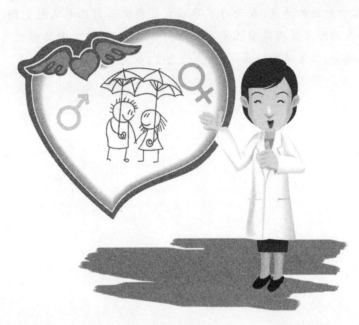

　　子宫内膜异位症是一种始于细胞水平而终止于以盆腔疼痛和不孕症为特点的持续性病变，它的形成是因为某种原因把原本应该覆盖于子宫体腔面及宫体肌层的具有生长功能的子宫内膜，生长在身体的其他部位。子宫内膜异位症是一种常见的妇科疾病，好发于 30～40 岁女性，造成不孕率可高达 40％。现代医学认为子宫内膜异位症的发生与腹腔内微环境因素、卵巢功能异常等有关。

　　据国外有关报道，凡有子宫内膜异位症的患者，痛经的发生率为 50％～56％。子宫内膜异位症也具有家族遗传史，正常女性的不孕症发生率为 15％，而有家族遗传史的女性的不孕症发生率可达 25％～50％。子宫内膜异位症导致不孕症的原理是子宫内膜的"错位"生长，引起卵巢广泛粘连，使输卵管闭锁或者输卵管的蠕动减弱，影响卵子的排出、拾卵和孕卵的运动等，从而影响女性正常受孕，导致不孕症。

自测症状

1. 痛经　如果原来就有痛经现象而现在加重或突然长期出现痛经,提示可能发生子宫内膜异位症。痛经是子宫内膜异位症最具典型症状,发生率超过 50%。

2. 疼痛　非经期出现下腹部及盆腔隐痛、性生活疼痛以及月经期肛门坠痛,这些都预示着子宫内膜异位症的病发。

3. 月经不调　月经量增多,经期延长,多伴有卵巢功能失调。

4. 膀胱刺激症　周期性尿频、尿痛,严重者出现周期性血尿。此症状多见于子宫内膜异位至膀胱者。

5. 流产　子宫内膜异位症患者妊娠期的流产率可达到 44%～47%,女性需注意。

6. 不孕症　以上症状不明显者,在婚后一年内,有正常规律的性生活而未避孕者,一直未受孕,有可能是子宫内膜异位症引起的。

 自我治疗

（一）饮食营养

（1）多吃玉米、黄豆等五谷杂粮。

（2）常吃富有营养的干果类食物,如花生、瓜子、芝麻、核桃等。

（3）清淡饮食,多食瘦肉、鸡肉、鹌鹑蛋、鲫鱼、甲鱼、白菜、芦笋、芹菜、黄瓜、冬瓜、豆腐、海带、紫菜、香菇等。

（4）不食用羊肉、虾、蟹、咸鱼、黑鱼等发物,以及生葱、生蒜、辣椒、麻椒、白酒等刺激性食物及饮品。

（5）禁食一切寒凉食品。

（二）食疗有方

1. 乌鸡汤　将黄芪 100 克切段后,放入洗净的雄乌骨鸡(1.5 千克)的鸡腹,并放入锅中,加水没过鸡面,煮沸后文火炖烂熟,调味食即可。经前 3 日开始服,5 日服完,隔夜加热后服用。适用于气血虚弱型子宫内膜异位症。

2. 双耳饮　木耳、银耳各 15 克,泡发后加水煮软烂,加入红糖调味即可。口服,一日 1 次,连服 1 个月。适用于瘀血阻滞型子宫内膜异位症。

3. 桂心粥　大米 60 克与水 600 毫升放入锅中共煮,半熟时加入桂心末 5 克煮至粥熟。口服,经前 2 日开始服用,每日 1 剂,连服 1 周。适用于寒湿凝滞型子宫内膜异位症。

4. 薤白粥　薤白 10 克,粳米 60 克,加水 1 升共煮成粥即可。口服,经前开始服用,每日早晨服 1 次,连服 1 周。适用于气滞血瘀型子宫内膜异位症。

5. 益母草鸡蛋汤　益母草 45 克,延胡索 15 克,鸡蛋 2 个,加水 800 毫升同煮,蛋熟后去壳略煮,去药渣,食蛋饮汤。口服,经前 2 日开始,每日 1 次,连服 5 日。适用于血瘀型子宫内膜异位症。

6. 红花黑豆汤　黑豆、红花各 30 克,花 6 克,以上诸药与水 2 升共同放入锅中同煮,煮沸 10 分钟后取汁。代茶饮,每次 10～20 毫升。适用于血瘀型子宫内膜异位症。

7. 丹参饮　丹参 30 克加水 500 毫升共放入锅中,煮沸后用微火煎 30 分钟取汁,入红糖 30 克。代茶饮,经前 3 日开始,连服 10 日。适用于血瘀型子宫内膜异位症。

（三）用药有道

1. 桂枝茯苓丸　每日 3 次,每次 3 克,温开水送服。活血化瘀消瘤,适用于血瘀型子宫内膜异位症者。

2. 乌鸡白凤丸　每日 2 次,每次 3 克,温开水送服。补肾调经,适用于肾虚血瘀型子宫内膜异位症者。

3. 七味新消丸　每日 2 次,每次 2 克,温开水送服。清热化瘀消瘤,适用于血瘀型子宫内膜异位症者。

4. 大黄蟅虫丸　每日 3 次,每次 3 克,温开水送服。活血化瘀消瘤通便,适用于血瘀型子宫内膜异位症者。

（四）自疗宜忌

1. 宜

（1）饮食定时定量,不暴饮暴食。

（2）清淡饮食,多吃清火食物,如新鲜绿叶蔬菜、黄瓜等。

（3）女性月经即将来潮时不宜过性生活、做妇科检查,以免因挤压、剧烈运动、触动导致经血逆流或继发感染。同时经期应保持清洁,避免过度疲劳、睡眠不足。

（4）调整心态,保持心情舒畅、情绪平稳。

2. 忌

（1）食辛辣、刺激性食物,如辣椒、麻椒、生葱、生蒜、白酒等刺激性食物及饮品。

（2）食一切寒凉食品,食用过热的汤、菜,以及生冷、肥厚油腻食物。

（3）焦虑、紧张、激动等不良情绪。

 温馨提醒: 警惕卵巢巧克力囊肿

卵巢巧克力囊肿是女性子宫内膜异位引发的一种病变,其形成原因是原本应生长在子宫腔内的内膜,随经血逆流进入盆腔,种植在卵巢表面,形成异位囊肿。临床上,10％～15％的女性不孕症是由子宫内膜异位症引起的"巧克力囊肿"造成的。

卵巢巧克力囊肿发病率一直在上升,但是很多女性对卵巢巧克力囊肿了解并不多,有一些还理解为是巧克力吃多了导致的。其实,卵巢巧克力囊肿由多种因素引发,主要有以下两方面。

1. 经血逆流:子宫内膜组织不能随经血顺利排出,便从输卵管逆流到盆腔和腹腔,最后种植在卵巢上,是引发卵巢巧克力囊肿最主要的原因。

2. 频繁人流与剖宫产手术:人工流产或剖宫产手术中,若缝合子宫切口不当,内膜留在盆腔里,最后种植卵巢。

卵巢巧克力囊肿可以逐渐增大,有时会在经期或经后发生破裂,这样就可引发腹部剧痛,甚至造成女性流产和不孕症。因此,女性一定要警惕卵巢巧克力囊肿的病发。

 专家解析: 子宫内膜为什么会长"错位"

女性成功生育的先决条件是女性生殖系统要"各司其职",发挥其正常的生殖功能。如果有的器官不小心"开小差",那么生育就会打折扣;有的器官是不在其位,跑到别处去发挥"功效",往往也会适得其反,造成不能正常生育。子宫内膜异位症就属于后者，原本应当生长在子宫腔的内膜，却跑到子宫腔以外的部位，造成疼痛和不适，并导致该部位的组织和器官病变，从而影响女性生育功能，引发不孕症。

子宫内膜长"错位"的危害是巨大的，那子宫内膜为什么会长"错位"呢？要回答这个问题，首先要了解子宫内膜正常的生长情况。在女性生殖系统中，子宫内膜本来是应该听从激素的指挥，在每次月经期脱落一次，并经由阴道排出体外。但有时候因为某种因素的影响，本应该从阴道流出的子宫内经血出现"逆流"，顺着输卵管流到骨盆腔、腹腔、卵巢，甚至直肠内。而这些"逆上"的经血中，含有的子宫内膜组织会在盆腔等"目的地"生根发芽，就形成了子宫内膜异位症。

经医学研究发现，子宫内膜出现异位主要是多因素发病，包括遗传、免疫、环境、手术、经血逆流等。由于病因的不确定，故预防困难，但子宫内膜积累到一定程度，就会在身体上出现症状，其中最典型的就是痛经。

 ## 延伸阅读：腹腔镜技术对子宫内膜异位症诊疗的意义

随着医疗技术的不断发展，微创技术成为了妇科疾病诊疗的主流，这源于微创技术拥有安全、高效、微创等其他技术无可比拟的特点。其中，宫、腹腔镜技术是微创技术最典型的代表，他们在妇科疾病诊疗中运用广、疗效好，一直深受女性患者青睐。

对于子宫内膜异位症的患者来说，腹腔镜检查被医疗界视为诊断子宫内膜异位症的"金标准"，可谓是目前诊断子宫内膜异位症的最佳方法，特别是对盆腔检查和B超检查无阳性发现的不孕症和腹痛患者更是唯一手段。一般情况下，在腹腔镜下对病灶进行活检即可确诊。

此外，子宫内膜异位症有各种不典型的临床表现，有些患者除了不孕症外甚至没有任何不适，这也导致了很难靠临床症状和体检来诊断，只有在手术直视下方可确诊。腹腔镜下可直接观察到子宫内膜异位症的病灶，并可进行多种子宫内膜异位症手术，达到恢复解剖结构、切除病灶的治疗效果。

子宫内膜炎：如何用药才有疗效

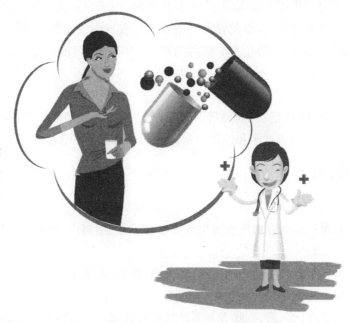

　　子宫内膜炎是子宫内膜发生的炎症。按其病程的长短，分为急性和慢性两种；按其感染的致病菌分为结核性和非结核性两种，临床上，非结核性子宫内膜炎较为常见。一般情况下，非结核性子宫内膜炎由病原菌感染引起，其病原菌包括细菌、病毒、原虫等。月经期、流产及分娩后，如月经期性生活、长期子宫出血、不完全性流产、消毒不严的妇科检查、子宫腔内操作如人工流产及各种经阴道手术的上行感染、子宫颈炎、阴道炎的上行感染、子宫内膜息肉或黏膜下肌肉坏死引起的感染、分娩时胎盘或胎膜残留等都可引发子宫内膜炎。结核性子宫内膜炎是结核杆菌感染引起，多继发于输卵管结核。

　　子宫内膜炎是外阴阴道感染上行蔓延的结果。轻度子宫内膜炎仅限于子宫内膜层，而慢性或迁延型感染往往累及输卵管、卵巢、子宫肌层和盆腔腹膜，引起附件炎、盆腔炎、盆腔结缔组织炎、盆腔腹膜炎和盆腔器官粘连而导致不孕。

在生殖系统感染性疾病中,子宫内膜炎是很常见的疾病。子宫体部的炎症一般以子宫内膜炎为主。子宫内膜炎症如果不能得到有效控制,发展至严重阶段时可影响子宫肌层,成为子宫肌炎,而子宫肌炎会影响进入宫腔内精子的数量及活动力,以及导致受精卵无法着床而使女性无法受孕,或极易造成流产。因此,为防止不孕症,育龄女性需重视子宫内膜炎的诊疗。

 ## 自测症状

月经过多、经期延长、痛经等月经不调;黏液脓性、浆液脓性、血性白带并伴有恶臭味的白带增多和性质异常;下腹坠痛;身体不适和低热。

 ## 自我治疗

(一)饮食营养

(1)多摄取富含蛋白质和维生素的食品,可选用鸡肉、瘦肉、虾、牛奶、豆腐等食品。

(2)多食用含纤维量多的果蔬,如香蕉、番薯、芹菜等。

(3)少食用脂肪和含糖量高的食品。

(4)忌辛辣、烟、酒、咖啡等刺激性饮料及调味品,宜食用口味清淡、少盐的食物。

(二)食疗有方

1. 双菜汤　120克韭菜,60克淡菜,洗净备用。将15克生油倒入锅内,待油熟后快速倒入韭菜拌炒,之后加入淡菜,拌炒后加入适量水,煮至淡菜熟透,出锅前放入适量黄酒即可。吃菜喝汤,每日1剂,7天为1个疗程。有补充营养之功效,适用于月经不调的子宫内膜炎患者。

2. 大肠莲子汤　莲子、枸杞子各30克,鸡蛋2个,适量猪肠。将莲子、枸杞子浸润洗净,鸡蛋拌匀,加入适量的调味品后,一起灌入洗净的猪肠内,两端用线扎紧,放入锅内加适量清水煮熟,出锅后切片即可。直接食用,每日1次,10天为1疗程。有补养肝肾之功效,适用于肝肾亏虚的子宫内膜炎患者。

3. 豆浆银杏汤　10枚银杏,去壳捣碎后冲入豆浆,之后倒入锅中并加入适量的水,文火炖煮1小时后即可。口服,每日1次,7天为1疗程。有补充营养之功效,适用于白带过多的子宫内膜炎患者。

（三）用药有道

在治疗子宫内膜炎时,最好能做宫腔分泌物细菌培养,以明确其原因,选择针对性较强的抗生素治疗,有较好的诊疗效果。

1. 急性子宫内膜炎　抗生素应用以细菌学培养和药敏为指导,选择广谱抗生素治疗。混合感染者则应采用1~3种抗生素联合治疗,肾功能不全者禁用可能有肾毒性的抗生素。

2. 慢性子宫内膜炎和颈管炎　在保持宫腔引流通畅的情况下,如有颈管宫腔粘连、宫腔积液和积脓者应行颈管扩张、T形管引流或宫腔抗生素注药或低压灌药。

3. 子宫腔内灌注方法　青霉素40万单位、链霉素1克、玻璃酸酶300单位、地塞米松2.5毫克溶解于30毫升生理盐水中,缓慢向宫腔内滴入,1分钟大约滴入1毫升。用药时应将患者臀部抬高,以便药液容易渗入子宫腔内。月经干净后的第7天开始,每3天用药1次,每月可用药5次。连续用药3个疗程,即3个月经周期。

（四）自疗宜忌

1. 宜

（1）节制性生活：炎症治疗期间可以过性生活,但性生活次数不宜过多。

（2）选择宽松的棉品内裤,并勤换。

（3）饮食营养均衡：以易消化并含高热量、高蛋白、高维生素的半流质食物为主,保证营养和水分的吸收。

（4）卧床休息：取半卧位以利于宫腔分泌物外流。

（5）须保持大便通畅。

2. 忌

（1）治疗期间过性生活,会引发炎症进一步扩散。

（2）过多的检查导致炎症扩散,影响治疗。

（五）保健处方

子宫内膜炎虽然发病率低于其他妇科炎症,但是如果病发不但会直接影响正常的生活以及工作，还会造成身体上的疼痛。因此，做好子宫内膜炎的预防保健工作很重要。

（1）注意经期卫生，避免经期过性生活，以防止病菌乘机侵入。

（2）分娩及宫腔手术应找消毒严格的正规医院做，以防违规手术操作造成直接污染。

（3）有感染可能性的女性应进行预防性的抗炎治疗。

（4）女性应使用洁净的卫生用品，所以在购买卫生巾、卫生纸等卫生用品时，注意生产日期，确保在保质期内使用。另外，开封的卫生巾要注意密封，防止灰尘进入。

（5）每日用洁净的温水洗净外阴，洗时要从前向后洗，不要从后往前洗，以免把肛门附近的细菌带到外阴部；月经期不能盆浴或坐浴，应选择淋浴或擦浴。

（6）擦洗外阴部的毛巾不能与别人共用，也不能擦澡或擦脚，以免把细菌带入阴部。另外，注意不要用碱性强的肥皂。

（7）除避免不安全性行为外，还要注意性生活的卫生，使用高质量安全套，以减少交叉感染。

（8）避免反复性人工流产，以免流产手术产生感染从而引发炎症。

 ## 温馨提醒：子宫内膜炎与不孕症并非无关

对于女性来说，妇科炎症就如同感冒一样是常见病和多发病。因此，很多女性认为生殖系统感染炎症并没有必要大动干戈，且在一般的情况下没有去医院诊治的必要。子宫内膜炎作为妇科炎症的一种，在女性的认知中也是无须去医院治疗的。其实，子宫内膜的生理功能表现在行经、生殖、屏障作用、排泄和内分泌功能等方面，一旦子宫内膜发生炎症，其生理功能必然处于失调的状态，这将造成患者的月经失调，严重者导致不能生育。

子宫内膜炎导致女性不孕的原因主要有以下几方面。

1. 子宫内膜发生炎症时，局部炎性细胞浸润和炎症介质的渗出呈现胚胎毒作用，可直接影响进入精子成活和孕卵着床。此外，炎症还会累及输卵管,造成输卵管性疾病,引起梗阻性不孕症。

2. 子宫内膜炎的病原体,如细菌、病毒以及其他病原体都可引起机体细胞和体液免疫反应,激活巨噬、大单核细胞、多形核粒细胞、辅助型 T 淋巴细胞(Th),生成多种细胞因子。炎性细胞除杀灭和吞噬精子外,还会阻碍对孕卵的着床和生长。而免疫抗体的产生也会干扰正常胚胎和内膜间的组织相容性而不利于孕卵的着床、胎盘置入和胚胎发育。

3. 严重的子宫内膜炎,如结核、阿米巴和血吸虫感染时,内膜组织的溃疡和炎性渗出可导致宫腔粘连,破坏内膜的完整性和功能,引起月经失调和不孕。

4. 病毒性子宫内膜炎,除引起不孕外,妊娠期感染也可通过胎盘垂直感染胎儿引起发育异常、胎儿畸形、流产、早产、胎膜早破、新生儿感染和日后的生长发育障碍(如痴愚,弱智)等。

专家解析:子宫内膜炎该如何治疗

治疗子宫内膜炎的方式主要是药物治疗,且应针对引起子宫内膜炎的原因进行合理的治疗药物。子宫内膜炎分为急性子宫内膜炎和慢性子宫内膜炎两种,急性子宫内膜炎经过及时而有效地治疗可完全恢复,并且不影响患者的生育功能。但是,慢性子宫内膜炎多合并宫颈炎、子宫肌炎、附件炎和盆腔结缔组织炎,所以其治疗相对复杂,且预后较差。

临床上,治疗急性子宫内膜炎主要是抗生素治疗,即在以细菌学培养和药敏试验的指导下,选择敏感而广谱抗生素治疗。对于混合感染的急性子宫内膜炎患者则应采用1~3种抗生素联合治疗,肾功能不全的患者禁用可能有肾毒性的抗生素。

对于慢性子宫内膜炎的患者来说,接受治疗前应做相关检查以确诊是否合并其他炎症,如宫颈炎、子宫肌炎、颈管炎等,之后根据具体的病情选择合理的治疗方法。若慢性子宫内膜炎和颈管炎,其治疗应在注意保持宫腔引流通畅的情况下进行针对病因的抗生素治疗,有颈管宫腔粘连、宫腔积液和积脓的患者可选择行颈管扩张、T 形管引流或宫腔抗生素注药或低压灌洗的方式治疗。

延伸阅读：子宫内膜炎可引发自然流产

1997年，英国科学家的一项研究证明：约90％自然流产与妇科疾病有关。慢性子宫内膜炎作为妇科疾病的一种，也是导致流产的最常见原因。据统计，目前性传播性疾病(STD)发生率明显增加。除导致不孕外，妊娠期病毒性宫内感染可经胎盘垂直传染导致胎儿感染和畸形。因此，有慢性子宫内膜炎的妊娠患者易自然流产。

此外，在胚胎的发育初期，需要通过细小的树根状绒毛组织从母体汲取营养。而子宫内膜的慢性炎症会影响绒毛的发育，从而影响胚胎生长发育。如同树根发生了坏死，枝叶也随之枯萎一样，胚胎一旦停止发育，自然流产也就随之发生。

综上所述，子宫内膜炎易引发自然流产，且慢性子宫内膜炎导致自然流产的概率更高。因此，为了防止自然流产的发生，子宫内膜炎患者在孕前应及时检查治疗，同时加强预防非孕期和妊娠期子宫内感染。

阴道炎：会反复发作的妇科炎症

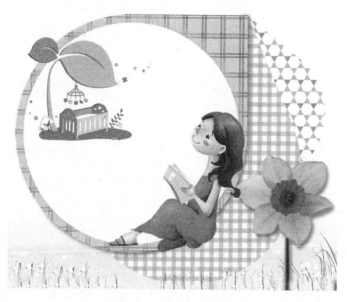

阴道炎是阴道黏膜及黏膜下结缔组织的炎症，是妇科门诊的常见病。各个年龄阶段的女性都可罹患阴道炎，但青春期及育龄妇女的发病率更高。阴道是重要的生殖免疫器官，其间含有大量的巨噬细胞和浆细胞可抵御精子抗体和病原体，因此它对精子抗体和病原体的侵入有自然防御功能。当阴道自身的防御功能遭到破坏，则精子抗体和病原体易于侵入，导致免疫性不孕和阴道炎症。

阴道炎症分为一般性和特异性两种，致病因包括滴虫、真菌（念珠菌）、沙眼衣原体、细菌性阴道病和性传播疾病等。据报道，妇科医学专家曾对1 181例阴道炎患者进行研究，发现41％为细菌性、27％为真菌性、24％为滴虫性。从中医角度看，阴道炎属于"带下""阴痒"的范畴，主要病因是由"温热下注"引起的，即温热流注于下焦。

自测症状

1. 白带性状发生改变　白带增多,灰白色或呈黄脓样,稀薄,呈泡沫状,并伴有腥臭味。

2. 外阴不适　外阴红肿,外阴瘙痒、灼热。

3. 其他症状　阴道有灼热、痛感,黏膜红肿,会阴部有下坠和灼热感,阴道分泌物增多。

自我治疗

（一）饮食营养

（1）饮食宜清淡,忌辛辣刺激性食品。

（2）复合糖类(碳水化合物)的食物能抑制酵母菌的生长,应多选择全谷类、全麦、糙米和蔬菜等食物。

（3）抗氧化食物,有助于增强机体免疫力和抗感染,所以可多食用富含维生素 A、维生素 C、维生素 E 以及微量元素锌、铁、镁、铜和硒等抗氧化的食品。

（4）葡萄、柿子椒、苦瓜、番茄、芥末和花椰菜等食物以及姜黄和银杏等草药中含有生物类黄酮、番茄红素、多酚类和花色素等,具有非常强的抗氧化作用,可多食。

（5）肉桂和蒜汁能杀死白念珠菌,并能抗感染,是预防阴道炎的佳品。

（6）单糖可促进白念珠菌繁衍,所以要避免食用富含单糖高量酵母的食物,如酒精饮料、蔗糖、糖蜜、甜菜、花生、乳酪、水果干以及土豆、玉米、红薯等。

（7）多食具有促使体内有益菌繁殖与生长、抑制有害菌生存的含双歧杆菌的酸奶、大豆低聚糖等食物。

（二）食疗有方

1. 马齿苋饮　新鲜马齿苋 50 克,蜂蜜 25 毫升。将马齿苋洗净后用冷开水浸泡 5 分钟,切小段,放入榨汁机中榨取鲜汁,放入碗中后加入蜂蜜调匀,并隔水炖熟。口服,每日 1 剂,分 2 次服用,孕妇禁用。有清热解毒,利湿止带的功效,适用于细菌性阴道炎患者。

2. 秦皮乌梅汤　乌梅 30 克,秦皮 12 克。将以上 2 味药共同水煎,去渣取汁,有需要者可加入白糖调味。早、晚空腹服用,每日 2 次,每日 1 剂,连服 5 日。有清热利湿之功效,适用于滴虫性阴道炎患者。

3. 蒲公英薏米瘦肉汤　猪瘦肉 250 克,蒲公英、生薏苡仁各 30 克。将蒲公英、生薏苡仁、猪瘦肉洗净,一齐放入锅内,加入适量清水,武火煮沸后,改文火煲 1～2 小时即可。有清热解毒、祛湿止带的功效,适用于阴道炎、输卵管炎的患者。

（三）用药有道

1. 甲硝唑　初次,一次性服用 2 克,之后每次服用 0.4 克,每日 3 次,连续服用 7 日。或每日在阴道内置入 200 毫克甲硝唑泡腾片,连续使用 7 天。适用于滴虫性或细菌性阴道炎,治愈率为 50%。

2. 米诺环素　口服,每日 2 次,每次 0.2 克,连服 7 日。适用于沙眼衣原体感染性阴道炎。

3. 酮康唑　口服,每日一次,每次 150 毫克,连服 2～3 日。适用于念珠菌感染性阴道炎。

4. 咪康唑　商品名为达克宁,外用,初次 1 200 毫克栓剂,而后每晚 1 次,每次 400 毫克栓剂,置于阴道后穹隆,连续使用 3～6 天。适用于念珠菌感染性阴道炎。

（四）自疗宜忌

1. 宜

（1）注意清洁卫生,勤换内裤,保持外阴清洁,特别是经期卫生。

（2）治疗期,使用的浴巾、内裤等清洗后均应煮沸消毒。

（3）合理饮食,且须口味清淡。

（4）养成良好的生活起居及生活方式,如早睡早起、适当锻炼。

（5）男女双方同诊同治。

（6）保持积极乐观的心情,增强身体免疫力。

2. 忌

（1）食用甜腻、海鲜发物、辛辣刺激性食物,吸烟、喝酒。

（2）治疗期间过性生活。

（3）行经期阴道用药或坐浴。

（4）进入公共泳场、浴室或是公共厕所不注意卫生。

（5）连续穿着连裤袜或紧身牛仔裤。

 ## 温馨提醒：阴道炎可造成女性不孕

众所周知，阴道炎是很常见的妇科疾病，但是在人们的认识中，它并不会对生育构成威胁。实际上，阴道炎的发病率很高，但在引起不孕因素中所占比例不高，如果其治疗不彻底，病情长期迁延难愈，也会造成女性不孕症。

阴道炎导致女性不孕的原因主要有以下几方面：首先，阴道是性生活和精液的容受器官，阴道内环境受卵巢激素的影响，在排卵期呈弱碱性有利于精子的成活。阴道有炎症时，阴道内环境不利于精子的成活，影响精子的活动力和穿透力，减少了进入宫颈和子宫腔内精子数量，从而降低了受孕率。其次，阴道是重要的生殖免疫器官，其间含有的大量的巨噬细胞和浆细胞可识别精子抗原和病原体，并分泌 IgA（免疫球蛋白 A）、IgG（免疫球蛋白 G）。正常阴道内 IgA/IgG 为 1∶2，滴虫和大肠埃希菌感染时阴道产生的 IgA、IgG、IgM（免疫球蛋白 M）明显增加，而 IgE 减少。阴道炎时精子死亡和精子抗原释放，促进阴道内抗精子抗体生成，直接影响精子成活率、活力、穿透力和降低受孕力。再者，阴道炎病发时细菌和内毒素可诱发巨噬细胞和中性粒细胞生成诱导型一氧化氮合酶并生成一氧化氮。而一氧化氮作为局部细胞毒因子，可杀灭精子和抑制精子的活动力而导致不孕。

专家指出，多数有性生活的女性都会至少患有一次阴道炎。阴道炎是引起不孕症的原因，其影响程度与阴道炎症的轻重有关。严重的真菌、滴虫、病原体等感染导致的阴道炎，导致女性不孕症的概率相对较大。此外，阴道炎还可能引发胚胎停止发育、流产、死胎。因此，打算怀孕的女性患者，最好事先治愈阴道炎。

 ## 专家解析：阴道炎复发的原因有哪些

日常生活中，大多数女性患阴道炎后都遭遇过复发的困扰。而阴道炎反复发作的问题会影响夫妻生活，部分甚至因此引起夫妻猜忌，导致家庭破裂,所以,"复发"之害是巨大的。因此,很多前来复诊的患者都会问到同样的问题:"怎么又复发了?"实际上,阴道炎复发的原因主要有以下几方面。

1. 治疗不彻底。治疗期间,患者随性大意,总是用药不规律、不按疗程治疗,用药剂量不足,以及没有定期复查等情况,都可造成不能完全杀灭病原体,使得残存的病原体在局部继续繁殖,导致病情反复发作。

2. 治疗期间保健措施未到位。治期间的保健措施可提高治疗效果,预防复发。患者应在治疗期间,保持阴道清洁,勤洗外阴,勤换内裤,避免过性生活。同时,内裤和毛巾洗净后应煮沸消毒,并经日光暴晒。

3. 混合性感染导致治疗困难。若不明确阴道炎病因,而单用针对一种病原体的药物治疗,并不能治愈混合病原体感染的阴道炎,反而会导致阴道内菌群严重失调,产生耐药菌株,给治疗带来困难,导致炎症复发。

4. 男女未同步治疗。滴虫性阴道炎、念珠菌性阴道炎等炎症可以通过性生活等直接或间接的途径交叉感染。例如,男方感染致病菌,可通过性生活传播给女方,使女方感染造成阴道炎。所以,女性在治疗阴道炎时,须与配偶或性伴侣同步治疗来防止阴道炎复发。

5. 用药不当。长期应用广谱抗生素或激素治疗的患者,易造成机体抵抗力下降,菌群失调,使阴道炎难以治愈且反复发病。另外,有些患者频繁换药,周而复始,也会导致炎症反复。

6. 不良生活方式。熬夜加班、频繁夜生活等不良生活方式,会导致身体抵抗力下降,私处免疫力不断降低,从而使有害菌乘虚而入,诱发炎症再次感染。

7. 不恰当的卫生护理。有些女性朋友喜欢用药肥皂、沐浴液、抗生素或是中药浸浴等方式清洗外阴,虽然这些方式可暂时缓解阴道炎症状,却不能从根源上解决炎症,致使炎症反复发作。

这里还需提醒的是,单纯的炎症本身并不可怕,只要积极治疗,切断传播途径,多数患者很快就会治愈并避免复发。女性在出现外阴瘙痒等不适时,相信一些街头游医,或随便去药房买点药,而不是选择去医院治疗,这样很容易延误治疗,使病情加重,出现异位妊娠、不孕等严重后果,而这些后果将会影响患者的生活和家庭。所以,患了阴道炎不必害怕,但也不能麻痹大意,必须积极地、正确地配合医生进行治疗。

延伸阅读：阴道炎塞药治疗的注意事项有哪些

据世界卫生组织公布的对我国女性的一项调查显示：有75％的女性一生中至少会感染一次阴道炎，其中20％～30％的患者可能会因此造成不能生育。因此，对多数女性来说，了解如何治疗阴道炎变得异常重要。只有能快速的治愈阴道炎，且不让其复发，就可减少病痛的烦恼，更重要的是避免引发不孕症。

阴道炎的治疗中，药物治疗为主要的治疗方式，包括口服和外用塞药两种。阴道内用药是非常普遍的，但是如何用药与疗效有很大的关系。为了能确保塞药治疗的疗效，患者在用此法治疗需注意以下事项。

1. 谨遵医嘱，清楚用药的各项事宜后，开始用药。

2. 用药过程中有各种疑问，及时与医生联系。

3. 塞药治疗，最好在晚上，因为这样能使药物在睡眠期间充分分解，直接作用于局部。

4. 阴道塞药治疗一定要坚持治疗，不能因为症状缓解后，就随意放弃，而应到医院进行复查后，再停止用药。

5. 对于白带多的患者，直接塞药会影响疗效，因此，应先做冲洗，使分泌物减少后再塞药。这里需提醒的是，事前的冲洗最好到医院进行。

6. 配卫生棉条使用的栓剂，在使用后需及时取出，不可超时太长。

7. 在塞药期间，要保持外阴清洁、干燥，穿棉质透气的内裤，并每日更换。

8. 如果是滴虫性阴道炎、真菌性阴道炎等，不仅要夫妻同治，而且内裤每日要更换并高温消毒。

9. 塞药治疗期间，最好不要过性生活，且经期要停止塞药。

专家提醒，阴道炎如果病因明确，治疗得当，并不是很难对付的疾病。但是，阴道炎会因用药不规范，治疗不彻底，导致反复发作。临床经验总结也表明，大部分患者在规范用药后，症状会有所缓解或消除，检查结果也会转变为阴性，但这并不意味着彻底治愈。实际上，有些未被消灭的病菌会躲藏在黏膜下，在患者下一次月经前后又跑出来，使阴道炎复发。因此，患者在症状改善后，一定要坚持用药，在复查3次均呈阴性后方可遵医嘱停止用药治疗。

宫颈炎：宫颈性不孕症的主因

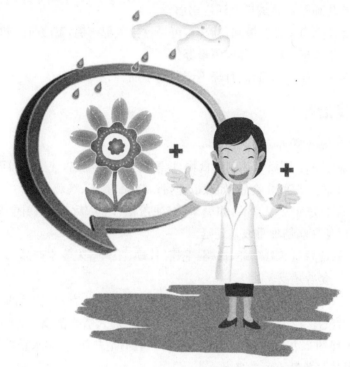

　　大自然赋予女性水一样的温柔，却又让她们承受许多女性特有的痛苦。据临床统计，50％以上的已婚妇女中均有不同程度的宫颈炎症。宫颈既是内生殖器重要的防护屏障，也是极易受到损伤和感染的部位。各种病原体、损伤、药物、放射和腐蚀性因素均可引起宫颈炎。

　　宫颈炎是育龄女性常见病，分为急性和慢性两种。其中，慢性宫颈炎较常见，其临床表现为宫颈糜烂、宫颈肥大、宫颈息肉、宫颈腺体囊肿、宫颈管炎。

 自测症状

（一）急性宫颈炎的临床症状

　　白带增多，呈脓性，伴腰痛，下腹不适，尿频、尿急。有些患者会伴有轻微的体温升高。

(二) 慢性宫颈炎的临床症状

1. 白带增多　白带呈白色黏液状,有时为黄色或脓样。如伴有息肉形成时,可产生血性白带或性生活后出血。

2. 疼痛　当炎症扩散到盆腔时,可导致腰骶部疼痛,下腹坠胀和痛经。

3. 排尿障碍　尿频、排尿困难等。

4. 其他　如外阴瘙痒、月经不调及不孕症。

自我治疗

(一) 饮食营养

(1) 忌饮酒:酒属于热刺激食物,饮酒后会加重湿热,使炎症加重。

(2) 不食辛辣煎炸食品,如辣椒、茴香、洋葱、芥末、烤鸡等。

(3) 不食过于甜腻食品,如糖果、奶油蛋糕、八宝饭、糯米糕团、肥猪肉、蛋黄等,以免使病情加重或是迁延。

(4) 忌食海鱼、螃蟹、虾、蛤蜊、毛蚶、牡蛎、鲍鱼等发物水产品。

(二) 食疗有方

1. 三妙鹌鹑汤　将洗净的肥嫩鹌鹑 1 只(约 100 克)与炒黄的 30 克薏苡仁,以及洗净 12 克黄柏,6 克苍术放入锅中,加入适当的清水,大火煮沸,之后小火煲约 2 小时,调味佐餐食用即可。具有清热解毒、利水止带的功效,适用于湿热型急性宫颈炎患者。

2. 马齿苋瘦肉汤　将马齿苋、芡实各 30 克,猪瘦肉 250 克洗净一起放入锅,加入适量清水,大火煮沸后,改小火煲 2 小时,调味佐餐食用即可。具有清热解毒、祛湿止带的功效,适用于湿热型急性子宫颈炎。

3. 扁豆花汤　将扁豆花 9 克、椿白皮 12 克用纱布包好后,加水 200 毫升,煎取 150 毫升,分次饮用即可。一般 1 周可见疗效。适用于宫颈炎患者。

4. 杜仲粥　杜仲(布包)30 克,粳米 30～60 克,洗净后,同煮为粥。去药渣,食粥,每日 1 剂,连食 7～8 剂。

5. 黄芪乌鸡汤　乌骨鸡 1 只(去毛及内脏,洗净),黄芪 80 克(填塞入鸡腹内)。将乌骨鸡放入蒸锅中,隔水蒸烂后,加入适量调味品即可。佐餐食用,吃肉喝汤。具有健脾补肾之功效,适用于慢性宫颈炎性不孕症患者。

（三）用药有道

1. 甲硝唑片　使用方法：将药片放入阴道内，每日 1 次，每次 1 片，7～10 日为一疗程。可治疗细菌感染性宫颈炎。

2. 妇炎灵栓剂　使用方法：将药片放入阴道内，每日 1 次，每次 1 片，7～14 天即可消除炎症。

3. 药洗疗法　使用方法：将 1：5 000 呋喃西林液灌洗阴道后，再局部喷呋喃西林粉等药物。需提醒注意的是，灌洗时应注意无菌操作，以免交叉感染。此方式适合炎症明显，分泌物较多的患者。

4. 苦参栓　将 1.2 克的药片塞入阴道深处，每晚 1 粒。

（四）保健处方

（1）饮食宜清淡，不食用辛辣煎炸、甜腻等食物。

（2）避免过度劳累，注意休息。

（3）保持外阴清洁卫生，防止交叉感染。

（4）炎症期间，禁止过性生活。

（五）自疗宜忌

1. 宜

（1）穿全棉织品内裤，并勤换。

（2）勤换卫生垫并早晚用温水清洗外阴，保持外阴清洁。

（3）经常锻炼身体，促进身心健康。

（4）定期做妇科检查，发现宫颈炎症并及时接受治疗。

2. 忌

（1）炎症期间到游泳池游泳。

（2）食用辛辣、肥腻的食物。

（3）治疗期间过性生活。

 温馨提醒：宫颈糜烂不是一种独立的疾病

对于广大女性来说，"宫颈糜烂"这个词并不陌生，因为近 50% 的女性曾经是或现在是宫颈糜烂患者。实际上，宫颈糜烂只是慢性宫颈炎的一种表现，而不是一种独立疾病。

正常情况下,子宫颈表面被一层鳞状上皮所覆盖,表面光滑,呈粉红色。宫颈糜烂则是由于宫颈深部组织由于感染发生慢性炎症,造成表面上皮营养障碍而脱落,上皮的剥托面逐渐被子宫颈管的柱状上皮所覆盖,而柱状上皮很薄,可以透见下方的血管及红色间质,造成表面发红。宫颈糜烂可根据糜烂面大小分为三度:轻度指糜烂面小于整个宫颈面积的1/3;中度指糜烂面占整个宫颈面积的1/3~2/3;重度指糜烂面占整个宫颈面积的2/3以上。

女性不孕症专家指出,中、重度子宫颈糜烂,尤其是重度患者,其白带常为脓性,十分黏稠。研究表明,炎性白带会抑制精子活动或杀死精子;黏稠的宫颈黏液,会阻止精子通过宫颈管。因此,宫颈糜烂会因阻止精子与卵子相遇而导致女性不孕。

专家解析:宫颈炎性不孕该如何治疗

宫颈位于阴道与子宫之间,是内生殖器重要的防护屏障,又是生殖生理和生殖内分泌功能的重要环节。宫颈一旦发生炎症,将导致防护屏障产生缺口,也会造成内分泌功能失调,影响女性正常受孕的生理功能。另外,宫颈炎症可导致宫颈分泌物变浓稠,形成黏液栓,阻碍精子穿透上行。还可产生大量的白细胞来包裹、吞噬精子。宫颈炎症的发生也将使宫颈口及阴道等部位的 pH 值发生异常改变,影响精子的运动能力。综上所述,宫颈炎症的病发可增加女性不孕的概率。因此,及早发现宫颈炎,及早治疗,可防止不孕症的发生。

慢性宫颈炎与急性宫颈炎是两种不同的疾病,治疗方式也是不一样的。相对慢性宫颈炎来说,急性宫颈炎少见,且治疗方式简便。临床上,急性宫颈炎的治疗方式主要是药物全身治疗,即运用抗生素全身治疗。而慢性宫颈炎的治疗则以局部治疗为主,包括药物治疗、手术治疗和物理治疗 3 种方式。

慢性宫颈炎的药物治疗,是局部药物治疗,如中药洗剂、氯考片等,药物治疗的效果有限;物理疗法,主要是综合治疗,包括激光、冷冻、微波、射频和聚焦超声;手术治疗,主要是宫颈锥切术,针对宫颈肥大、糜烂面较深且累及宫颈管的患者。

延伸阅读：不是所有的宫颈炎都会引发宫颈癌

宫颈癌是最常见的恶性肿瘤之一，发病率位于女性肿瘤的第二位，全世界大约有 20 万女性死于这种疾病。近几年，宫颈癌的发病高峰年龄已不再是 45～55 岁，而是呈现明显的年轻趋势，发展到 26～35 岁，发病概率也是不断地升高。

很多人都觉得宫颈炎是宫颈癌的"前期症状"，的确，女性患有宫颈炎有影响夫妻性生活的质量、引发流产、造成不孕症以及诱发宫颈癌等危害，但宫颈炎转变为宫颈癌并不是短时间可以完成的。宫颈炎分为急性和慢性两种，其中，急性宫颈炎诱发宫颈癌的可能性比较小，慢性宫颈炎不及时采取治疗措施引发宫颈癌的概率比较高。

一般来说，女性患有慢性宫颈炎，要 5～15 年的时间，才能过渡到癌。但实际上，临床上最短的过渡时间为 1 年。理论上，慢性宫颈炎转变为宫颈癌的诱发因子是乳头瘤病毒（HPV）感染，即慢性宫颈炎患者被 HPV 感染后，HPV 就在上皮底层细胞内繁殖，后破坏这个感染细胞，再去感染更多的细胞，逐渐使上皮细胞不再向成熟发展，使之变成为不成熟细胞，达到上皮层 1/3 以内者为低级别病变（即 CIN Ⅰ），1/3 以上者为高级别病变（即 CIN Ⅱ～Ⅲ），发展到全程就是原位癌（即 CIS），CIS 还不是癌。真正的癌是这些不成熟细胞突破了上皮层的基底膜，向上皮下发展了，即在宫颈上同时有多处不同级别的癌变，或者说，在宫颈的不同处均有可能发现癌变。

据统计，有宫颈炎的妇女，其宫颈癌发病率比没有宫颈炎的妇女高 10 倍。长期不治或久治不愈的宫颈炎被认为是宫颈癌发病的一个重要因素。

排卵障碍：女性生育最基本条件受阻

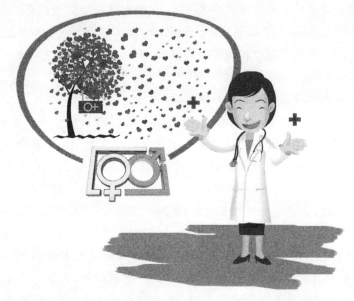

　　排卵障碍，又称为不排卵，即在排卵过程中因某些因素的影响，导致不能顺利排卵。它是女性不孕症的主要原因之一，占总不孕症的 25％～30％。医学研究表明，女性每个月经周期只有一个卵细胞可以发育成熟，女性从月经初潮开始，到 45 岁前后绝经期为止，一生共有 500 多个卵原细胞能够发育成熟。女性正常排卵是卵泡在发育成熟过程中，不仅体积增大、泡液增多，而且会逐渐从卵巢内移向卵巢表面，最后突出于卵巢包膜，当卵细胞完全发育成熟后，在体内性激素和酶的作用下，便会发生卵泡膜和卵巢泡膜的溶解与破裂，卵泡液排出，卵母细胞释放。女性从出生起就有 200 万个尚未发育成熟的卵细胞，即始基卵泡。其中，99％以上的始基卵泡在开始发育后不久，便相继萎缩衰退而自行消亡，只有不到 1％的始基卵泡能够经过青春发育期，进入生育期，最后发育成熟为卵细胞。

　　排卵是一个极其复杂的生殖过程，是卵细胞从卵泡溢出的过程，它是整个生殖过程的关键环节。女性如果长期不排卵，会造成性激素代谢紊乱，子宫内膜过度增生而无周期性孕激素的对抗,导致子宫内膜癌及乳腺癌。

正常的生育过程中,女性正常排卵是最基本条件。也就是说女性不能排卵,必然会导致不能生育。当下,由于生活节奏的加快,工作压力的剧增,越来越多的女性在生活的重压下开始出现排卵障碍问题。女性一定要重视此病,一旦发现症状,要及时到正规医院诊治,以免造成久婚不孕。

自测症状

腰酸、腹痛、白带增多、月经不调、闭经、多毛症、肥胖、排卵期出血、性欲减退、不孕症等。

自我治疗

(一)饮食营养

(1)多吃一些酸性食物或富含钙、镁的食物,如不含盐的奶制品、牛肉、鸡蛋、牛奶以及花生、核桃、杏仁、五谷杂粮、水产品等。以改变人体内的酸碱度,降低排卵障碍的发生率。

(2)多食含钾、钠丰富的偏碱性食物,如苏打饼干、不含奶油的点心、各种鲜果汁、白薯、土豆、栗子等。

(3)多食大葱、南瓜、大蒜、生姜、栗子、橘子等食物;醋、酱、植物油、辣椒、胡椒等调料炖牛肉、鸡肉高汤。

(4)每日适当喝用大豆、红豆或黑豆制成的豆浆,是非常安全的补充植物性雌激素的方式,可以长期坚持饮用。

(二)食疗有方

1. 羊肾枸杞粥　羊肾1对,羊肉250克,洗净后,剁成末,与洗净的枸杞子500克,粳米250克一起放入砂锅内,加入适量水后开始煮,待肉敦米烂时即成。食肉喝粥,每日2次,早晚空腹温服。有温补肾阳、和中健脾之功效,适用于肾阳虚之排卵功能障碍不孕症的患者。

2. 雄鸡汤　大雄鸡1只,黄芪、当归各15克,红花、白广椒、小茴香各10克,女贞子、葱白各150克。杀鸡后去杂,心肾留用。用纱布包诸药,放入鸡腹内,放入沙锅中,加入3 000毫升水后,煮至肉熟。食肉喝汤,每月1次,于月经后第1日开始服用,3~4日服完。有活血补肾的功效,适用于排卵障碍性不孕症患者。

（三）用药有道

1. 中成药

（1）六味地黄丸：每次 1 丸，每日 2～3 次。用于肾阴不足的排卵障碍患者。

（2）八珍益母丸：每次 1 袋，每日 2 次。用于气血不足兼血瘀患者。

（3）定坤丸：每次 1 丸，每日 2～3 次。用于肾阴阳俱虚的排卵障碍患者。

（4）金匮肾气丸：每次 1 丸，每日 2～3 次。用于肾阳不足的排卵障碍患者。

2. 西药治疗　常用氯米芬，月经后第 5 日开始，每日口服 50 毫克，连续服用 5 天，一般在停药后 7～12 天，基础体温表（简称 BBT）开始上升。如果 1 个月后无双相体温即视为无效，再开始第 2 周期治疗，即用药量增加到 100 毫克，若无排卵可增至 150 毫克，最多连续服用 6 个周期，一般停药后第 7 日左右发生排卵。建议：患者在治疗周期的第 15 日开始过性生活，隔日 1 次，连续 1 周。

（四）保健处方

（1）了解和掌握月经及排卵等生理知识和卫生知识，做好月经期和排卵期卫生及保健。

（2）排卵期出血，应保持局部清洁，防止感染。此外，其间应多休息，避免过度劳累，以免使出血量增多和时间延长。

（3）排卵期腹痛时，可予以腹部热敷，来缓解疼痛。

（4）注意月经周期变化。女性正常的月经周期是 25～35 天，接近排卵期时，阴道会有少许分泌物。如果经期总是拖延，甚至几个月一次，或者总是不准时，就有可能引发排卵障碍，应及早就医。

（5）肥胖是引发排卵障碍的因素之一，也是排卵障碍的症状之一。控制体质量有助于预防排卵障碍。日常生活中，女性应避免吸烟酗酒，摄入太多高热量食物，同时保证饮食营养，做到健康减肥，而非盲目减肥。

（五）自疗宜忌

1. 宜

（1）注意休息、注意保暖。

（2）控制体质量。女性肥胖或是过瘦都会干扰体内内分泌系统的协调，体质量控制在标准体质量±10%的范围之内，有助于治疗和预防排卵障碍。

（3）多吃豆类、果蔬类、坚果类及富含维生素的食物。

（4）控制情绪，保持情绪稳定。

（5）平时加强体育锻炼，增强体质。

2. 忌

（1）辛辣刺激性饮食、富含咖啡因的饮料。

（2）过度节食、精神紧张、被动吸烟。

（3）着凉、过度疲劳。

 温馨提醒：育龄女性应随时注意自己是否排卵

对于育龄女性来说，排卵是与生俱来的能力，也是怀孕的先决条件。女性开始排卵就意味着有完成生育的希望，但大多数女性对排卵只了解一点常识性知识，包括女性每月只排卵一次、女性排卵数量有限、月经后一般会有一个排卵期等，并不会注意到自己是否每月有卵子排出，尤其在不计划生育的时候。实际上，对于女性来说，明确自己是否排卵，是早发现是否有排卵障碍、生殖疾病及能否完成生育的最佳方式。一般情况下，女性在排卵时会出现腹痛、少量出血、体温升高、阴道分泌物变化等症状，女性可以根据这些症状判断是否排卵。此外，检查有无排卵的方式有以下几种。

1. 基础体温测排卵：女性排卵后体温会上升 0.3～0.5℃。买一支专门量基础体温的体温计，在月经来潮第一天开始每日早上醒后未活动前先测量口腔温度，并记录在基础体温表上，观察是否有排卵。基础体温至少需连续测量 3 个月经周期。正常情况下月经第 14 天左右排卵，这时体温会升高 0.3～0.5℃，持续 12 天，如果体温没有上升或上升的慢、持续的时间短或上升不到 0.3℃，说明没有排卵或黄体功能不足。

2. 排卵试纸检测：对于月经周期规律的女性来说，可用排卵试纸在排卵期监测排卵，一般需要连续 5 天。监测最佳时间为每日 10:00～20:00，采用差不多同一时刻的尿液。需注意的是，测试前 2 小时内不要过多喝水，并根据使用说明提示的时间内读取结果，同时要排除影响测试结果的各种因素,如服用激素、类固醇类药物及避孕药等。测试后的试纸不要扔掉,保留下来和日后测试结果进行对比。

3. 输卵管通畅试验:一般在月经刚结束之后的一周内,做输卵管通畅度的检查。

4. 内分泌检查:一般在月经来潮前一周左右抽血化验孕酮,孕酮值升高表明有排卵。

5. B超卵泡监测:根据日期推算法事先推算出大概的排卵期,然后在这个时期进行B超监测。月经周期推算法:适合于月经周期规则的人,排卵发生于下次月经来潮前(14±2)天。

6. 子宫内膜活检:月经前或月经来潮12小时之内,采用小手术取一些子宫内膜检查,如果分泌改变表明有排卵,若是增生改变说明没有排卵。此项检查还可以确诊有没有内膜结核等其他病变。

 ## 专家解析:导致排卵障碍的原因有哪些

育龄女性正常的排卵不仅为生育提供了物质基础,即产生卵子,还完成了生殖过程的内分泌环境,而且也反映了下丘脑-垂体-卵巢功能的健全和完善。如果上述的任何一个环节发生故障,均可导致暂时或是长期的排卵障碍。排卵障碍临床多表现为妇科疾病的病发,如多囊卵巢综合征、子宫内膜异位症、卵巢发育不良、卵巢早衰、严重营养不良、功能性子宫出血、贫血等。

女性排卵是受下丘脑-垂体-卵巢性腺轴调控,因此排卵障碍的原因绝大多数与性腺轴的功能异常有关。排卵障碍的病因主要可以分为以下几种。

1. 下丘脑性不排卵:如果下丘脑部发生颅咽管瘤、受过外伤、感染及先天性发育不良等,可导致女性内外生殖器发育不全或萎缩,影响排卵。

2. 垂体性不排卵:垂体腺瘤、缺血(希恩综合征)、炎症、放疗、手术等可导致垂体性排卵障碍。

3. 卵巢性无排卵:卵巢最重要的功能就是排卵功能,如果女性患上先天性卵巢发育不全、多囊卵巢综合征、卵巢肿瘤、卵巢早衰等疾病,可破坏卵巢正常的组织结构,影响卵巢功能,导致排卵障碍。

4. 其他病因性不排卵：除去上述直接病因外，甲状腺功能低下、反复性流产、结核病、肾上腺皮质功能失调、贫血、肝病等间接病因，均可导致女性不排卵。

 延伸阅读：如何自疗排卵障碍

卵巢有规律地排卵是生育的必要条件，一旦排卵受阻，就会导致女性不孕症。专家总结发现，把药物放在脐窝上，通过敷、熨、熏的力量使药物更加有效地发挥作用，以达到治疗的目的。而这些方式都是患者自己可以操作的，所以又被称为"促卵自疗法"。具体方式如下。

1. 敷脐法：黄丹、白胡椒、火硝各 9 克，研磨成粉末后，做成 3 个饼。操作方式：将脐部以温水擦净后，将饼敷脐上，用手按熨，连用数次，即可促进排卵。

2. 熨脐法：芫蔚子、晚蚕砂各 150 克，大曲酒 100 毫升。操作方式：将两药放置砂锅中炒热，渐将所有的大曲酒洒入，拌炒片刻后，将炒熟的药末装入白布袋中，扎紧袋口持续熨肚脐。连续熨两次后，静卧半天，即可活血通经，促进排卵。

3. 熏脐法：取白芷、青盐、五灵脂各 6 克。操作方式：将 3 种药一起研磨成粉末，将脐部用温热毛巾擦净后，放药末 3 克于脐窝上，上面敷盖生姜片，用艾灸（以艾绒为主要材料制成艾炷或艾条），以自觉脐内有温暖为度。隔天 1 次，可活血化瘀、行气通络、散寒止痛，调节月经不调，促进排卵。

优生优育第二课
不育症常见病因

　　孩子是落入凡间的天使,是父母生命的延续。对于男性来说,生育是与生俱来的能力,但是在我国育龄人口中,却有超过 4 500 万的男性因为患上男科疾病而导致不能生育。实现优生优育,育龄男性必须跨过不育症这道坎。

少精、弱精、畸精：精子需要保护

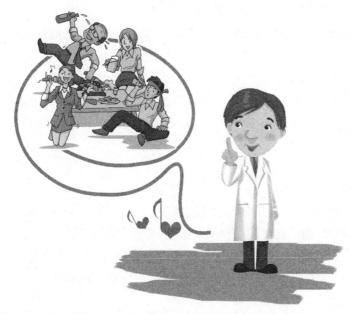

　　世界卫生组织规定：多次检查精子密度(精子计数)均少于200亿个/升的病症称为少精子症或精子减少症。少精症一般分为特发性少精症、原发性少精症和继发性少精症。特发性少精症患者占不育症人群的11％～15％。

　　弱精症是指连续3次以上精液检查,前向运动的精子(分为a级＋b级)小于50％,或快速直线前向运动精子(a级)小于25％的病症。弱精子症又称精子活力低下。

　　畸精症是指精液中正常形态精子少于30％或畸形精子多于70％的病症。畸精症是男性不育与畸胎的重要原因之一。

　　少精子症常与精子活率低下、活动力差,或畸形率高同时存在,称为少弱精子症,或少弱畸精子症。男科专家表示,精子密度与生育能力相关,少精子症、弱精子症以及畸精子症都可直接影响精子的受精能力,使受孕率明显下降,严重者可导致不育症。因此,少精、弱精症以及畸精症都属于男性不育症常见原因之一。

自测症状

1. 弱精症 一般自觉无症状,但可能出现勃起功能障碍、早泄、性欲减退等症状。有些患者有原发疾病的症状。

2. 少精症 一般无不适,多因不育而就诊。或有原发病症状;或诱导性功能减退、勃起功能障碍、早泄等。此外,可表现为神疲乏力、腰膝酸软、头晕耳鸣、性欲减退等症状。

3. 畸精症 因不育就诊,一般无自觉症状,部分患者有原发病的症状表现,部分患者有头晕目眩、神疲乏力、腰骶酸楚、性欲下降等症状。

 自我治疗

(一)饮食营养

(1) 合理饮食。食用少糖、少脂肪以及不含防腐剂、着色剂的食物。

(2) 水果、蔬菜在食用前要反复清洗,避免农药残留。

(3) 泡沫塑料饭盒装的热饭热菜或者加热食物,最好不食用。

(4) 注意微量元素的摄入:多摄入锌、硒含量高的食物,以促进精子活动力,如奶制品、黑豆、黑米等。

(5) 适当增加富含性激素的食物,如猪肾、鸡肝等,以促进精原细胞分裂和成熟。

(6) 由于优质蛋白质有助于精液形成,所以饮食中应增加富含蛋白质的食物,如瘦肉、蛋类、鱼虾、豆制品等。

(7) 多食用富含维生素 E 的食物,如谷类、小麦胚芽油、绿叶蔬菜、蛋黄、坚果类、肉及乳制品等,以增强精子活动力,防止性器官老化。

(二)食疗有方

1. 当归黄芪乌鸡汤 乌骨鸡 500 克,当归、黄芪各 30 克。将乌骨鸡宰后去毛及内脏,洗净,切成小块。当归、黄芪洗净,把全部用料一同放入砂锅内,加水适量,武火煮沸后改用文火煮 2 小时,调味即可。佐餐、随量食用。功效:补气养血,补肾填精。主治:气血双亏,精子减少,不育,面色萎黄,神疲乏力,指甲苍白,舌淡胖嫩,脉细弱。

2. 韭菜炒虾仁 韭菜、鲜虾仁各 150 克,鸡蛋 1 枚,白酒 50 毫升。韭菜切段,鸡蛋打散,按常法与虾仁一起炒熟,佐餐食用,并饮白酒,每日 1 次。有温补肾阳之功效,适用于肾阳虚之少精子症及精子活力降低症。

3. 添精粥　熟附片、党参、杜仲、补骨脂各 15 克,菟丝子 20 克,续断、地骨皮、黄芪各 6 克,枸杞子 25 克,大米 150 克。上药共煎取汁,用淘净的大米与适量的水入锅后煮成粥。早晚温热食用。有益精、补肾、壮阳之功效,适用于肾气虚弱之精少、精稀。

4. 羊脊粥　羊脊骨 1 具(洗净剁碎),肉苁蓉、菟丝子各 30 克。用纱布将菟丝子包扎,加水共炖煮 4 小时,取汤适量,与适量淘净的大米,共煮成粥,可加葱姜等调味。有补虚弱、益精气、强腰脊之功效,适用于肾虚而精子活动力低且腰酸痛的患者。

5. 海参虾子　发湿海参 250 克,虾子(虾卵)、蚝油、湿芡粉各适量。将海参切块,虾子发湿,油锅烧热,将湿海参下锅炒至熟,去油后装盘。将虾子加少许汤滚熟,加蚝油,用湿芡粉勾黄金色芡淋在海参上即成。佐餐食用,有壮阳生精之功效,适用于无精子、精子活动力低下的不育症患者。

（三）用药有道

不论是少精症、弱精症或是畸精症,用药原则都是针对病因和原发病治疗,并根据具体情况选择适宜的药物。对于没有明显男科疾病症状或异常的患者来说,可以采取经验性治疗。虽然药物是经验性治疗的初级,但必须在专业医生的指导和监控下进行。

（四）自疗宜忌

1. 宜

（1）调整饮食结构,注重充养肾精。

（2）加强营养,多食富含维生素 C、维生素 E、锌、硒等食物。

（3）做好日常保健,如避免肥胖、多运动、不抽烟、少喝酒。

（4）生活规律,睡前用温水泡脚。

（5）养成科学健康合理的饮食习惯,不暴饮暴食。

（6）宜穿宽松、轻薄、透气的棉内裤。

（7）久坐工作者应每小时起身活动,以避免久坐使睾丸"升温",影响精子的生产和成熟。

（8）放松心态,定期去做健康体检。

2. 忌

(1) 频繁蒸桑拿以及泡温泉。

(2) 穿紧身的裤子。

(3) 趴着睡觉。

(4) 夹腿或翘腿久坐,阴囊摩擦而产生热量。

(5) 把手机放在裤兜里,把笔记本放腿上上网。

(6) 频繁性生活,从不节制。

(7) 食用粗制棉籽油,接触有害物质及放射线。

 ## 温馨提醒:内裤也伤"精",选择需谨慎

据研究发现,14 个月穿纯聚酯内裤的男性中,有近 40％会出现精子数明显减少;10 个月穿半棉半聚酯混纺内裤的男性,有约 9％会出现精子数量下降;12 个月穿纯棉内裤的男性,100％精液无异常。另外,凡有精液改变的被调查男性,大多在换掉化纤内裤 4～8 个月后,其精液质量恢复正常。此项研究证实:聚酯内裤有暂时性抑制精子生成的作用。

专家表示,男性穿错内裤会使睾丸的温度升高,并降低血浆激素水平,从而诱发少精症,导致不能生育。对于已经生育的男性来说,聚酯类化纤面料会在阴茎组织内产生静电场,削弱男人的性功能,甚至导致性冷淡。因此,内裤可不是小事情,担负着多重功能,如保护性器官、精子、性功能,减少大腿与外裤的摩擦,防止异味外泄等。也就是说,内裤的选择同样是避免男科疾病的重要"课题",男性一定要慎重选购。

那么,男性应该如何选购内裤呢?对于这个问题,专家表示,纯棉内裤并非唯一和最佳的选择,原因在于纯棉内裤不但可提高湿疹、痱子等皮肤病的发病率,而且会因汗湿后不易干而滋生细菌,造成阴部红肿、瘙痒等症状,从而引发各种难言之隐。

专家表示,对于男性来说,选购内裤应考虑以下几方面:首先,内裤的面料很重要,尽量避免聚酯内裤,选择性地穿纯棉内裤。其次,选择松紧适度的内裤。大量临床阴茎变形的案例表明,常穿紧身内裤的男性,会因为阴茎长时间遭受压迫而出现不同程度的阴茎弯曲。再者,内裤颜色也在考虑范

围之内。由于深色内裤和太白内裤会因为染料和含氯石灰而含一些毒性，所以男性最好选择淡色内裤。

此外，男性可根据生活工作需要而选择适当的内裤，以保持生殖健康，保护自己的精子。例如，上班时，选择与西裤或牛仔裤最匹配的四角型内裤或丁字裤；在家休息时，选择宽松的平口裤；外出闲逛时，选择丁字型内裤；睡觉可裸睡或是选穿四角内裤、平口裤以及运动型短裤；运动时选择近似于泳裤材质的贴身透气紧身裤或是专为运动员设计的"运动内裤"；外出旅游时，选择一次性纸质或棉质内裤；自驾选择手感爽滑且吸汗易干的内裤。

综上所述，穿对内裤是男人自我关爱以及保护生育力的表现，男性一定要慎重选购，首先考虑生殖健康，其次考虑款式及舒适度。

 ## 专家解析：少精、弱精、畸精的发病原因

精子的"生成工厂"是睾丸，精子从生成到成熟受内分泌激素调节，很多因素都可能导致精子数目减少、精子活力降低以及畸形精子过多。一般情况下，少精症的病发与以下原因有关。

1. 内分泌功能失调：控制精子生产的下丘脑-垂体-睾丸性腺系统功能紊乱，垂体肿瘤、高泌乳素血症、肾上腺皮质功能亢进或低下、甲状腺功能亢进症或甲状腺功能减退症以及糖尿病等影响精子生产而导致少精症。

2. 遗传因素与睾丸异常：Y染色体缺失等遗传因素可造成精子发生障碍。睾丸异常或是睾丸病变，可影响精子的生产而造成少精症。

3. 理化因素、药物及环境毒物影响：放射线辐射及热辐射可使精子细胞分裂停滞或停止，甚至造成不可逆性破坏；激素、呋喃类、磺胺类等药物可直接或间接地影响精子生成；慢性酒精中毒或吸烟过度都可造成少精症或无精症；环境污染、重金属毒物、有机溶剂、食品添加剂等对生精功能都有影响。

4. 生殖道感染：因感染导致附睾、精囊、前列腺等炎症，可影响精子发生与成熟而出现少精子症。

5. 免疫因素：男性不育抗精子抗体阳性者有 $20\% \sim 50\%$ 表现为少精子症。

6. 精索静脉曲张和鞘膜积液：鞘膜积液可因睾丸局部温度升高而致生精障碍；精索静脉曲张会影响生精细胞、睾丸局部温度升高而造成少精症。

7. 全身性疾病和营养不良：精氨酸、维生素、锌等元素都是精子生成及成熟的必要元素，营养不良以及严重全身性疾病都可影响以上元素的吸收，而造成少精子症。

8. 其他：没有任何原因的特发性少精子症，以及高温环境作业、常洗桑拿浴或泡温泉、穿紧身裤等导致的阴囊局部温度升高，影响精子生成。

畸形精子症的发病原因很多，主要包括以下几个方面。

1. 药物与饮食因素：抗癌药物、免疫抑制剂、呋喃类药、食用棉子油等可影响精子发育，导致畸形精子。

2. 理化与环境因素：化学毒物、环境污染、放射线辐射、高温环境作业等都可使精子细胞分裂迟滞或停止，甚至造成不可逆性破坏。

3. 病原体感染：睾丸曲细精管和附睾支原体感染可导致畸形精子。

4. 内分泌紊乱：长期抑郁、精神紧张等引起的内分泌紊乱可导致精子发育异常。

5. 其他：精索静脉曲张、睾丸内环境改变、氧化系统平衡破坏、染色体异常、吸烟酗酒以及特发性畸形精子症。

弱精症的致病因素主要包括以下五点。

1. 理化因素：即药物、有机溶剂、放射线、重金属、烟酒、毒品、杀虫剂等对精子发育有损害的因素，均可引起精子活力降低。

2. 生殖系统感染：因感染导致的前列腺炎、精囊炎、性病、腮腺炎、生殖系结核等均可影响精液质量，造成精子活动力低下。

3. 精索静脉曲张：精索静脉曲张引起的睾丸局部温度升高、有毒代谢物质积聚以及睾丸、附睾血液循环障碍，均可使精子发育及精子活力降低。

4. 其他：营养不良、染色体异常、免疫异常、内分泌紊乱等可引起精子活力低下。

5. 没有任何原因可以解释的特发性弱精子症。

专家提醒，精液常规检查是判断少精子症、弱精子症以及畸形精子症最基础的检查。长期禁欲可出现精子密度高、活动力差、畸形精子、死精子多等现象，属正常情况。因此，精液检查应以禁欲5～7天为宜。

延伸阅读1：规律运动可提高精子活动力

据一项新的研究显示，男性养成规律运动的习惯，不仅可保持健美身材，使身体更强壮，而且能使精子游得更快，极大提升精子质量。此项研究针对被调查男性的精子数量、活动能力、精子形态与精子质量，分析睾酮、可的松与滤泡促进激素等激素浓度。研究结果表明，有运动习惯的男性，精子质量往往较佳。这也就说明，规律运动可改善激素环境，帮助并刺激精子生产和生长。

专家指出，尽管适当运动有助于增强精子活力，但运动过度却有可能造成反效果，比如那些已超出一般人运动量的专业运动员，其精子的质量就不如那些适当运动的男性。规律运动的男性与久坐男性的精子相比，其精子长得比较健康，活动力也比较好，自然可更快地进入卵子，提高受孕率。

 延伸阅读2：食用鸡蛋有助于提高精子质量

男科专家表示，优质蛋白是性生活必不可少的一种营养物质，它可以强精益气，在体内还可转化为精氨酸，可以提高男性精子质量，增强精子活力，是人体性功能营养最强的载体，也是性生活后恢复元气最好的"还原剂"，而人体对鸡蛋蛋白质的吸收率高达99.7%。因此，新婚夫妇应多吃鸡蛋，提高性生活质量的同时，保护"新郎"精子质量。

据记载，数百年前，阿拉伯人就有着在新婚前一周每餐食用葱炒鸡蛋的习俗，其目的也就在于保证新婚之夜性生活的美满。性学专家也强调，夫妻尤其是备孕夫妻，在过性生活之前应该多食用由鸡蛋、牛奶和蜂蜜煮成的大米粥，以提升男方精子质量，提高受孕概率。

射精功能障碍：逆行射精、不射精要分清

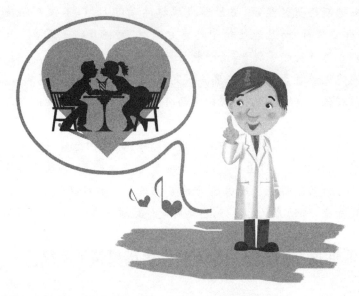

不射精症是指在正常性刺激下，阴茎虽能勃起，但性生活过程中长时间不发生射精和性高潮。根据病因不同，不射精症分为功能性和器质性两种。根据病史不同，不射精症分为原发性和继发性两种，前者指在清醒状态下从未发生过射精；后者则指原来有过正常射精史，但之后不再发生射精。

逆行射精是指在正常的性刺激下，阴茎能够正常勃起，能插入阴道进行性生活，有射精动作和高潮感受，但尿道口无精液射出，而是精液从后尿道进入膀胱内，性生活后尿化验检查时可发现大量精子。我国男性的逆行射精的发生率为1%～4%，其主要病因是膀胱颈关闭不全或尿道膜部阻力过大所致。

逆行射精与不射精症都属于射精功能障碍，且都是不育症的重要原因。逆行射精和不射精都可使精液不能射入阴道，使精子不能与卵子结合，导致不育症。据临床统计，不射精症的发生率高于逆行射精。

自测症状

1. 不射精症　无性高潮、没有精液射出。

2. 逆行射精　无精液射出,但性生活后第一次排尿,尿液中含有黏液或者是白色的絮状物质。

 自我治疗

（一）饮食营养

（1）饮食均衡,注意营养。均衡、营养的饮食,不但可以强身健体,还可以保证身体正常生长发育的需要以及维持正常的生理功能和性功能。

（2）注意摄入营养元素及微量元素,即多摄入含维生素 A、锌或精氨酸的食物。

（3）不吸烟,适当饮酒。

（4）适当地摄入调补气血、补肾壮阳的食品,如海虾、核桃仁、公鸡、山药、枸杞子、韭菜、海参等。

（二）食疗有方

1. 香橼桃仁粥　香橼 10 克,桃仁 6 克,粳米 60 克。先将桃仁、香橼同煮 30 分钟,去渣后加入洗净的粳米,共煮至熟烂,有需要者可加少许白糖调味。每日服食,有活血祛瘀之功效,适用于气滞血瘀造成的不射精症。

2. 鲫鱼汤　鲫鱼 500 克,茯苓、合欢皮各 15 克,青皮、白芍药各 10 克,陈皮 5 克,桂皮 3 克,胡椒 1.5 克,生姜 3 片,食盐等调味品适量。将鲫鱼去鳞、鳃及内脏,洗净后备用;将茯苓、合欢皮、青皮、白芍药、陈皮、桂皮、胡椒、生姜一同装入药袋,扎口后与鲫鱼放入锅中共煮,煮至肉熟后加入食盐、葱、酱油等调味品即可。去药袋后,食肉喝汤。每日 2 次。有疏肝理气之功效,适用于肝气郁结的不射精症患者。

3. 银耳汤　银耳 30 克,王不留行 15 克,白通草 6 克。将白通草与王不留行洗净后布包,与银耳同煮,至银耳烂熟后,去布包,加适量冰糖调味。食银耳饮汤,每日 1 次,10 次为 1 疗程。有祛瘀通窍之功效,适用于不射精症患者。

4. 豆麦粥　小麦、青小豆各 50 克,通草 5 克。先用水煮通草 15 分钟,去渣后,加入青豆和小麦煮成粥,可加入适量白糖调味。晨起佐餐食用即可。有祛痛利湿热之功效,适用于湿热阻遏引起的逆行射精患者。

5. 羊肉粥　精羊肉、粳米各 100 克,肉苁蓉 10 克,葱白、生姜、细盐适量。先水煎肉苁蓉 15 分钟取汁,并将羊肉切成细丝,与粳米一起加入药汁中同煮,煮沸后加入葱、姜、盐,煮至粥熟即可。早、晚服用。有温补肾气之功效,适用于肾气不足引起的逆行射精患者。

（三）用药有道

1. 逆行射精　应用改善膀胱颈部平滑肌功能的药物,用于治疗交感神经病变引起的逆行射精。例如,糖尿病性逆行射精的患者应使用溴苯那敏治疗,用法:溴苯那敏 8 毫克,每日 2 次。治疗逆行射精的药物还包括以下几种:①苯丙醇胺 15～30 毫克,口服,每日 2 次。②米多君 5 毫克,口服,每日 3 次。③昔奈福林 60 毫克,1 次静脉注射。

2. 功能性不射精症　在医生指导下,在性生活前 30 分钟前口服盐酸麻黄碱 50 毫克,同时口服左旋多巴 0.25 克,每日 1 次。其作用是通过药物刺激输精管平滑肌的收缩,增强脊髓反射而促使射精。但患有心血管病及癫痫等中枢神经系统疾病者不能服用。

（四）自疗宜忌

1. 宜

（1）学习必要的性知识,掌握正常性生活方式。如因性经验不足达不到性高潮而不射精者,可通过变换性生活方式,增强性刺激达到性高潮而射精。

（2）保持心情舒畅,消除精神紧张和心理障碍。

（3）预防泌尿、生殖系统感染。

（4）饮食宜清淡,少食辛辣助阳之品。

2. 忌

（1）食用辛辣刺激性食物,吸烟、酗酒。

（2）自慰,性生活过频。

（3）着凉。

温馨提醒：男性不可长期体外射精

　　男方不喜欢使用避孕套,女方不喜欢服用避孕药,为避免怀孕,而又不影响性生活和谐,很多男女会选择"体外射精"这个两全其美的办法。专家提醒,长时间的体外射精容易造成射精障碍。

　　为什么体外射精易导致射精障碍? 首先,体外射精是指男性在性生活接近高潮、即将射精的瞬间,人为中断性生活,在女性阴道外排出精液的做法。男性性生活的整个过程是一个在大脑皮质的控制下,通过神经-内分泌系统的调节,经过生殖系统以及全身多个系统器官的一系列紧张有序的连锁反应。在接近性高潮的瞬间,突然地中断性生活,会使整个连锁反应戛然而止,从而导致大脑皮质和腰骶部射精中枢的功能发生障碍。长此以往,体外射精就容易造成功能性不射精症。

　　其次,长时间忍精不射,可能导致下尿道及盆底功能协调障碍。若出现膀胱颈功能失调或后尿道功能性梗阻时,就可能导致逆行射精。

　　男科专家表示,除射精障碍外,长时间体外射精还会引起早泄、勃起功能障碍等性功能障碍,以及前列腺炎、慢性盆腔痛综合征等男科疾病。此外,由于性兴奋处于高潮时,会有一小部分精液伴随输精管的收缩而溢出流入阴道,且这些精液量少但精子数目最多,更容易使女方受孕。所以,体外射精这种自然避孕方法常达不到避孕目的。

 ## 专家解析：射精障碍多数源于不良生活习惯

　　射精障碍是常见的男科疾病,其致病因素很多,人们熟知的病因主要是生理疾病和精神因素。其实,不良生活习惯是男性射精障碍的重要病因,例如性生活过度、体外射精、长期自慰、嗜好烟酒、不洁性生活等。

　　在临床的诊疗中,笔者经常遇到患有射精障碍的不育症患者,而90%的患者患有功能性不射精,或逆行射精。究其病因,多数是不良生活习惯所致。其中,最常见的致病因是长期自慰,男性会因长期自慰让射精中枢形成一个"射精"习惯,也就是说男性只会在形成平时自慰的强烈刺激才会射精,而在正常性生活中往往无法达到自慰的刺激程度,从而无法射精。因此,男性应从改变不良性生活习惯来预防射精障碍。

这里需要提醒的是,不论是不射精症,或逆行射精症,通过积极的治疗,都是能够治愈的,只是治疗时间会相对长一些,所以有射精功能障碍的患者在积极治疗的同时,还要做好长期治疗的心理准备。

 延伸阅读 1:射精疼痛的原因有哪些

一般情况下,正常的育龄男性射精时都不会有疼痛的感觉。如果男性突然出现射精疼痛,则是不正常现象。临床上,射精疼痛主要与以下几方面有关。

1. 男科炎症:生殖系统的各个器官的炎症,容易造成射精疼痛,主要包括尿道炎、前列腺炎、睾丸炎、附睾炎等。

2. 精索静脉曲张:患者容易出现射精疼痛的临床症状。

3. 性生活过频:过频的性生活,常会引起输精管、精囊及尿道器官产生无菌性炎症,致使这些器官充血水肿。射精时,由于平滑肌收缩,刺激这些充血的器官,从而引起疼痛。

 延伸阅读 2:洗澡时冷热水交替可预防早泄

早泄是指出现过早的射精反应,但目前还没有一个完整确切的定义,因此早泄的标准也各不相同。临床上,一般将男性阴茎插入阴道后,性生活时间短于 2 分钟,且在女性尚未到达性高潮,提早射精而造成的性生活不和谐,定义为早泄。早泄是射精障碍的一种,是男性常见性功能障碍之一。

人们熟知早泄,往往是和勃起功能障碍(ED)联系在一起。其实,早泄和勃起功能障碍并不是相同的病种,但早泄往往是勃起功能障碍的早期症状,且易发展成为勃起功能障碍。一般来讲,除去病理性因素,早泄的致病因主要是心理因素和性知识匮乏。因此,男性掌握早泄的预防保健措施很必要。

专家表示,洗澡时冷热水交替淋浴是预防和缓解早泄的比较简易、实用的方法。具体操作如下。

首先,用温水浸泡身体,待身体充分温热后开始淋浴。

　　其次,将阴部施以冷水,时间为 3 分钟左右,待阴茎、阴囊收缩后再施以温水。以上操作反复 3～5 次即可。

　　最后,将温水淋至阴茎根部四周以及腹股沟,以恢复睾丸和生殖器的能量。

　　一般情况下,阴茎的勃起会使支持生殖器的韧带和神经相当疲劳,且勃起时间越长越疲惫。但是,用温水刺激则能加快血液循环,让睾丸和生殖器重新获得能量。此外,股根内侧的腹股沟是向睾丸输送血液和神经出入的必经之路,对男人的性功能至关重要。因此,在淋浴时用温水刺激腹股沟和生殖器,可以增强男性的性功能。

　　这里需要提醒的是,由于生殖器对外界刺激敏感,沐浴液或肥皂容易伤害生殖器附近的皮肤,所以清水冲洗是最佳选择。

无精症：并非"不治"之症

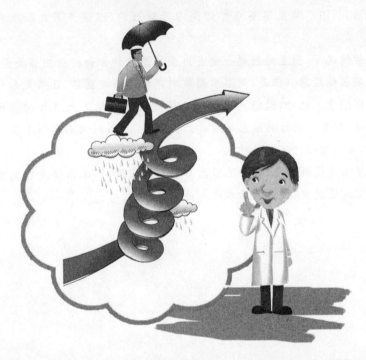

正常情况下，男性每次排出精液的量为 2～6 毫升，每毫升精液中所含精子为 6 000 万个。无精子症是指过性生活时有精液射出，经 3 次以上精液检查均未发现精子。众所周知，精子是生育的前提条件，没有精子就不可能生育。因此，无精子症是男性不育症的病因之一，占男性不育症的19％～30％。

临床上，无精子症分为先天性无精子症、后天性无精子症和阻塞性无精子症三大类。无精子症在精液异常引起的不育症中较为少见，治疗相对困难。因此，无精子症曾一度被医学界认为"不治"之症。但是，多年来生殖医学专家对各类型无精子症的研究表明，无精子症并非绝症，运用手术、中医药及中西医结合疗法以及辅助生殖技术等方式治疗，有一部分患者不仅可出现精子，而且精子计数可达到正常值，从而顺利完成生育。

自测症状

除不育症外，多无临床症状与体征，少数有原发病所致的临床症状。

 自我治疗

（一）饮食营养

（1）饮食营养合理，选择食用益肾补精、益气养血的食物，如海参、鳝鱼、泥鳅、山药、银杏等。

（2）多食用含锌量高的食物，如核桃、花生、榛子、松子等坚果类食物含锌比较丰富。需提醒的是，如果是严重缺锌的患者，最好每日口服醋酸锌 50 毫升，并定期检查体内含锌量。

（3）多摄入含维生素 E 丰富的食物，以提高精子质量，

（4）把南瓜子当成零食，每日食用一把。

（5）多食用含糖量较高的水果，如梨、苹果、葡萄、菠萝、甜橙等，可防止精液中的果糖含量低引起的死精症。

（6）每日喝一杯南瓜叶中提取的新鲜深绿色汁液与同量鲜奶的混合饮料，可提高精子质量，增加性欲。

（7）不能食用生棉子油；不吸烟、不酗酒。

（二）食疗有方

1. 羊乳狗肉汤　羊乳 1 000 毫升，狗肉 500 克，生姜 10 克。将狗肉洗净切丝，与羊乳、生姜一同放入锅中用小火炖煮至熟烂后，加入调料。吃肉喝汤。有补肾健脾、养血生精之功效，适用于无精子症患者。

2. 人参母鸡汤　母鸡 1 只，人参、水发香菇各 15 克，山药、黄芪各 20 克，麻雀脑 5 个，黄酒 30 毫升，生姜、葱各 10 克。将母鸡宰杀后，去杂毛洗净；麻雀脑洗净。将以上二者入锅，加水适量煎煮，至七成熟时，加入人参、黄芪、山药及香菇、姜、葱、盐、黄酒等，再用小火炖至熟烂后出锅晾温。食肉喝汤吃人参，分数次食完即可。有益气生精之功效，适用于无精子症患者。

3. 黄精鸡肾汤　鸡肾 4 对，黄精 20 克，熟附片、葱花各 10 克，生姜 5 克，食盐适量，料酒及胡椒面各少许。先将附片、黄精用布包，煎煮 1 小时，再入鸡肾及姜、葱、料酒煮 1 小时，放入食盐及胡椒面，煮沸即可。吃鸡肾喝汤。

有补肾生精之功效,适用无精子症患者。

（三）用药有道

（1）对某些病因导致的无精子症,中医药治疗有一定效果。

（2）对于梗阻性无精子症患者,有明确病因可行手术治疗,如射精管囊肿可行经尿道射精管切开术;输精管结扎术后可在阴囊探查术后行输精管吻合术或输精管附睾吻合术。若是炎性梗阻性无精子症可试行药物治疗。

（3）对于非梗阻性无精子症患者,可采取的治疗方式是药物治疗、卵母细胞浆单精子注射技术（ICSI）。若是低促性腺激素性性腺功能减退症（HH征）可行药物治疗,即在医生的指导下,做注射绒毛膜促性腺激素（HCG）和注射尿促性素（HMG）的治疗。

（4）明确病因及特殊病例却想生育的无精子症患者,可采取供精人工授精（AID）的方式来实现生育,或是领养小孩。

（四）自疗宜忌

1. 宜

（1）注意饮食营养。

（2）生活规律,睡前可用温盐水洗脚,内衣裤要宽松。

（3）掌握性知识,节制性生活。

2. 忌

（1）接触有害物质及放射线。

（2）偏食挑食,饮酒,吸烟,食用生棉子油。

（3）常泡热水澡,因高温使精子产量减少。

（4）乱食用药物。因为呋喃类药、激素等可诱发精子生长障碍、精子染色体损害或断裂。

（5）接触大剂量放射线的照射,因放射线可引起精子染色体畸变。

 温馨提醒: 精子多不一定容易受孕

精子过多是指精液检查时一次排精量不少于1.5毫升,每毫升精液内精子的数目大于2.5亿。据调查统计,精子过多症的怀孕率约38.7%,而自然流产率高达25%。这也意味着精子过多也是不育症的原因之一。

由于精子是男性生育必不可少的条件,所以很多男性就有了精子多就意味着生育力强的看法。不育症专家表示,这种认识是不准确的,精子多的男性不一定更容易使配偶或是性伴侣受孕。

为什么精子多不一定容易受孕?首先,精子密度过高造成的精子"拥挤",会影响精子活动。其次,精子过多还会影响精子质量,也就是说不成熟、幼稚、畸形精子数量会有所增多,导致受孕困难。因此,不能单以精子计数来判断青壮龄男性的生育力,而需在精子数量的基础上,综合参考精子活动力、存活率以及畸形率,才能对生育力做出较准确地判断。

专家解析:无精子症如何治疗才能生育

正常精子和卵子是有性生殖的基础,不论什么原因引起的无精子症,都无法完成生育。因此,很多男性认为一旦被诊断为无精子症,就等于判了生育死刑。其实,无精子症患者无须这么悲观,根据有无输精管梗阻,无精子症分为梗阻性无精子症和非梗阻性无精子症。梗阻性无精子症是指输精管道阻塞,精子输送障碍,睾丸生精功能正常;非梗阻性无精子症,又称真性无精子症,是指精子生产障碍,睾丸不能产生精子,输精管道通畅。因此,无精子症患者按照一定程序诊断治疗,是有可能重获生育力的。

世界卫生组织推荐的无精子症的诊疗程序是:①精液分析:确诊无精子症;②检查项目:常规项目、选择项目和特殊项目;③诊断分类:通过检查后进行初步诊断;④治疗选择:有4种治疗方法可供选择。

其中,检查项目中的常规项目包括体格检查、精浆生化和精液脱落细胞学检测、血清性激素、阴囊B超及经直肠超声;选择项目包括输精管精囊造影、生殖系统MR、染色体核型及AZF检测(基因检测)、彩超明确睾丸血供、精道通畅性检查;特殊检查包括经皮附睾精子抽吸术、睾丸精子抽吸术及睾丸切开活检。初步诊断有4种:①梗阻性无精子症:睾丸体积、促卵泡素(FSH)正常、B超等提示有明确梗阻因素;②非梗阻性无精子症:睾丸体积小、FSH降低或升高,B超等提示无梗阻因素存在;③不明确性无精子症:据常规检查无法区分梗阻或非梗阻性;④特殊病例:克氏症、AZF基因缺失。

临床上,无精子症患者获得妊娠的方式有4种:手术治疗、药物治疗、体外受精-胚胎移植(IVF)或卵母细胞浆单精子注射技术(ICSI)、供精人工授精(AID)或领养。

1. 手术治疗的适合对象:梗阻性并且有手术指征,如射精管囊肿。

2. 药物治疗的适应对象:炎性梗阻性无精子症、HH征。

3. IVF/ICSI的适合对象:梗阻性无精子症但无手术指征,如精囊缺如;手术治疗和药物治疗不能自然受孕;经特殊检查证实有精子。

4. AID或领养的适合对象:经特殊检查证实无精子。

延伸阅读:手机挂在腰部可"杀精"

随着科技的发展,人们对手机的依赖越来越强,几乎是随身携带且随时随地都会使用。正是这种显而易见的生活方式的改变,男性不育症的增多,让很多生殖专家开始了"手机与精子"的各项研究。据相关研究结果表示,经常携带和使用手机的男性的精子数目可减少多达30%。

英国的实验报告指出:老鼠被手机微波辐射5分钟,就会产生DNA病变;人类的精、卵子长时间受到手机微波辐射,也有可能产生DNA病变。因此,有不育症专家指出,由于手机收发信号时产生的电磁波将辐射到人体内的精子或卵子,所以手机常挂在人体的腰部或腹部旁,会影响使用者的生育功能。

专家建议男性尽量让手机远离腰、腹部,即不要将手机挂在腰上或放在大衣口袋里,尤其不要将手机放裤子口袋内,因为裤子的口袋就在睾丸旁边,这对精子威胁最大。为防止使用手机"伤精",男性可从以下三方面做起。

1. 当使用者在办公室、家中或车上时,最好把手机摆在一边。

2. 外出时,把手机放在皮包里,远离身体。

3. 使用耳机来接听电话也能有效减少手机辐射的影响。

精液不液化：让生育变成难题

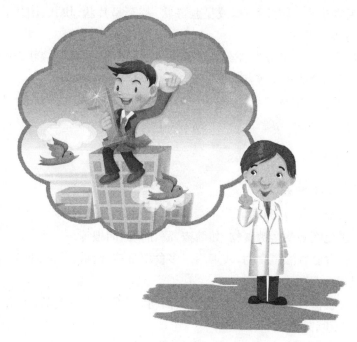

据统计,在精液异常性不育症中,精液不液化占到 40％左右。精液液化是指正常精液在射出的时候是液化状的,射出来一会儿立即形成胶冻状或者凝块,在 37 ℃水中经过 5～20 分钟,精液凝固状态就会转换为液态。精液不液化则是指在精液液化过程中,精液从凝固状态转换为液态的时间超过了 1 小时。

临床上,造成精液不液化的原因主要是前列腺炎和精囊炎。精液的凝固是由精囊产生的凝固蛋白多导致的,而液化是由前列腺分泌的一系列蛋白水解酶即液化因子作用的结果,所以一旦前列腺和精囊发生炎症,使其分泌功能紊乱,精液凝固因素增加或液化减少,造成精液不液化。

不能液化的精液在显微镜下可见精子凝集成团,精子不能活动或只能缓慢蠕动,这也就造成了精液中的精子在女性生殖道内的运动明显受到阻碍,精子不可能上行进入宫颈管、子宫腔及输卵管,不能与卵子相遇,导致女方不能受孕。因此,精液不液化是导致男性不育症的常见原因之一。

 ## 自测症状

1. 观察精液　精液黏稠,或呈胶冻状,甚至呈片状、块状、团块状,排出体外60分钟不液化。

2. 影响射精　部分患者有射精困难、射精疼痛、血精等症状,或兼有早泄、遗精、勃起功能障碍等病症。

3. 不育症　婚久不育,且部分患者因不育症引起精神症状,如头晕、失眠、盗汗、心悸、易疲劳等。

 ## 自我治疗

（一）饮食营养

（1）科学饮食,营养均衡。

（2）避免吃一些辛辣食物,如辣椒、酒、茴香、胡椒等。

（3）少食肥甘滋腻食物,戒烟酒。多食用番茄、西瓜、羊肉、韭菜、含贝壳类海产品等食品。

（4）多食富含锌元素的食物,如粗面粉、豆腐等大豆制品,牛肉、羊肉、鱼、瘦肉、花生、芝麻、奶制品等。

（二）食疗有方

1. 化精药粥　粳米200克,山药50克,莲子、茯苓各30克,玄参、泽泻各20克,白糖适量。将5味中药水煎取汁,并将汁与粳米一起放入锅中,加入适量的水后,煮为粥。早晚温热服食,可加白糖调味。有补益肝肾之功效,适用于精液不液化的患者。

2. 蚕蛾炖鸡　母鸡1只,雄蚕蛾20克,党参、白术、当归、白芍药、熟地黄、川芎各10克,肉桂、甘草各5克,生姜3片,葱2根。将母鸡宰后去毛及内脏,洗净,切成小块。将8味中药和雄蚕蛾用纱布袋包好,并用清水浸泡。之后把药包和鸡一同放入锅中,加水适量,用武火烧开,去掉浮沫后,加入葱、生姜、食盐,用文火炖至鸡肉熟烂即可。将中药袋、姜、葱捞出,稍凉后吃肉喝汤。有益气养血之功效,适用于气血两虚所致的精液不液化患者。

（三）用药有道

一般情况下,治疗精液不液化的原则是根据原发病采取相应的治疗方式,主要包括以下两方面。

1. 抗感染治疗　采取抗感染治疗,加用促使精液液化的药物,如口服乙酰半胱氨酸(痰易净),每周肌内注射两次5毫升糜蛋白酶。主要针对前列腺炎、精囊炎所致的精液不液化。

2. 非抗感染治疗　该种治疗主要是采用α-淀粉酶50毫克混入可可酯于性生活前塞入阴道。

（四）自疗宜忌

1. 宜

（1）忌辛辣食品,少食肥甘滋腻食物,戒烟酒。

（2）注意生殖卫生,积极治疗前列腺炎、精囊炎等原发疾病。

（3）放松心态,多参加体育锻炼。

2. 忌

（1）常去桑拿房、蒸气浴室。

（2）使用保养品,如化妆品、保健品。

（3）在湿热比较重的时候滥服补药。

 温馨提醒：精液液化在体内体外都会发生

男性正常的生殖过程中,精液必须完成液化-凝固-液化的步骤。世界卫生组织标准是精液射出会在60分钟内自然液化都属正常现象。一般情况下,精液射出以后迅速凝固,然后在15分钟左右自然液化。在人们的认知中,这一过程在体内完成。实际上,精液从凝固到液化过程在体内、体外都可发生。

专家表示,精液液化在体内可发生,在体外也同样。因此,男性可自己观察精液是否有不液化的现象。男性精液凝固的作用是约束精子的活动,减少其能量的消耗,同时避免精子在短时间内从阴道流失。精子一旦液化,就可获得充沛的能量向女性生殖道的深处进发,之后与卵子结合,完成受孕。专家也同时提醒,由于精液凝固是在精囊腺分泌的凝固因子作用下完成,且精液的液化受前列腺液分泌的液化因子控制,所以精囊炎、前列腺炎是精液不液化的主要病因。

 ## 专家解析：精液不液化可人工授精实现生育

精液不液化导致不育症的原因：通过阻碍精子的运动而导致不育症。这也就是说,精液不液化患者的精子是健康且具备生育功能。临床上,经过药物治疗或其他方式治疗不能实现生育的患者,可采取人工授精实现生育。

人工授精解除精液不液化实现生育的方式主要有两种：一是以他人正常的精液为催化剂,即将正常的精液加入到不液化的精液中,液化后经过优选处理行人工授精;二是以蛋白酶为催化剂,即在不液化的精液中直接加入蛋白酶促使精液液化,再将液化的精液进行优选处理后行人工授精。

当然,人工授精是精液不液化患者实现生育的方式,但其专业性强,治疗费用高,成功率相对较低是弊端。患者在选择该治疗方式之前,做好心理、经济准备的同时选择正规、专业的生殖中心。

此外,精液不液化一般是前列腺疾病造成的。因此,对于精液不液化的治疗,首先要明确病因,如果确诊为前列腺炎造成的精液不液化,治疗原则是先治疗前列腺炎,之后再考虑精液不液化的治疗。

 ## 延伸阅读：精液过多或过少都会导致不育症

对于男性来说,精液过少会导致不育症可以理解,也比较好接受,但精液过多也能引发生育困难,让他们难以理解。原因是很多男性都有受孕率跟中奖率是一样的认识,奖票少,抽中的概率低,反之奖票多,中奖率肯定会提高。实际上,男性精液并非越多就意味着受孕率高,精液过多是一种病态的表现,可引发不育症。

男科专家表示,一个健康成熟的男性,每次精液的排出量为2～6毫升。若数日未排精液而精液量仍然少于2毫升,表明精液过少;而一次排精量超过8毫升,即为精液过多。男性精液过多多由精囊炎、前列腺炎或性腺激素分泌过多而造成精液过多。一般情况下,精囊炎、前列腺炎会导致精浆分泌过多或渗出过多而引起精液过多,这种精液为暗红色,且精子数量不变。前列腺炎或雄性激素分泌增多导致精液过多,但精液颜色无变化,精子数量也是不变的。也就是说,不论是哪种因素引起的精液过多,其精液量增多只会引起精液中精子密度降低,从而降低受孕率,严重者导致不育。

此外,精囊炎或是前列腺炎等病理性因素,会影响精子的活动和功能。同时精液量过多,还会使性生活后过多的精液带出大批量精子从阴道流出,降低受孕机会。因此,精液过多是不育症的原因之一,男性一定要重视。

输精道梗阻：“偷”走男性的精子

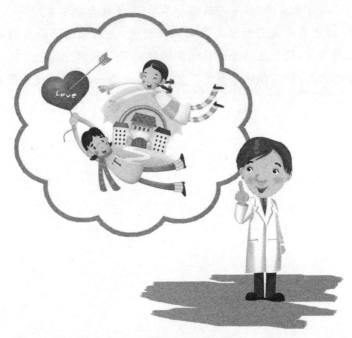

输精道，是指从睾丸、曲细精管到附睾、输精管、射精管的一个非常长的管道，是男性精子的“运输管道”，同时也是精子成熟和获得活动能力的场所。一旦输精道出现梗阻，就可引发输精道梗阻性不育。输精道梗阻，一般是指从曲细精管至射精管的管路发生梗阻。而引起输精道梗阻的原因有先天性畸形、炎症、肿瘤和外伤等。

输精管梗阻性不育作为男性不育症的常见病因，也因为无法使精子排出，导致男性梗阻性无精子症。据统计，输精管梗阻性不育症占男性不育病因的5%～15%。诊疗过程中，只要通过化验精液，发现只有前列腺液、精囊液而无精子，但通过睾丸的穿刺和活检发现精子，就可诊断为输精管的梗阻。

自测症状

（1）不严重的输精道梗阻，基本无明显症状，只是精液检查的结果，会出现少精、弱精或无精症。

（2）生殖道感染引起的输精管梗阻，在急性期会出现睾丸痛或附睾疼痛。

（3）输精道梗阻时输精管比较粗，有轻度的压疼，出现股内侧放射性的疼痛。

（4）常用示指和拇指轻轻压挤检查附睾头，注意是否有由于输精管堵塞造成的附睾硬结和淤积现象。如果有类似病症，则有可能是输精管堵塞。

 ## 自我治疗

（一）饮食营养

（1）合理饮食，少食用辛辣食物和咖啡、可乐等刺激性饮料。

（2）多食富含维生素 B_1、维生素 B_2、维生素 B_6 的食物，如豆类、谷类、乳酪；多吃富含锌、镁、锰等矿物质的食物，如牡蛎、坚果、菠菜、南瓜等。

（3）坚持食品多样化，且多食用高维生素、高蛋白、高热量和易消化的食物，如鸡蛋、瘦肉、红枣、豆乳制品等。

（4）不抽烟、不酗酒。

（二）食疗有方

苦瓜盅　苦瓜 200 克，猪肉 200 克，生鸡蛋 1 个，食盐、料酒、生姜、酱油各适量。将苦瓜挖籽洗净、猪肉洗净剁成肉馅（或直接使用猪肉馅），在肉馅中加入食盐、酱油腌制后塞入苦瓜中后切成段，放入热油锅中炒熟，之后加入料酒、生姜、食盐后，闷烧片刻即可。佐餐食用，可清热解毒、益肾生精，适合输精管道梗阻性无精症、少精症者。

（三）用药有道

1. 外科治疗　恢复输精管道的通畅及生育能力的手术治疗。有输精管-附睾吻合术、输精管吻合术和人工精池术 3 种方式。

2. 内科治疗　针对病因进行治疗，如生殖道感染引起的炎性水肿做抗炎治疗。其他治疗包括改善生精功能、提高精液质量、抑制机体产生抗精子抗体等。

（四）自疗宜忌

1. 宜

（1）做好生殖系统的清洁卫生、预防各种病原体的侵扰。

（2）调节饮食，注意营养摄入。

2. 忌　生冷、辛辣食物以及吸烟、饮酒。

 ## 温馨提醒：尿道狭窄，小心输精道梗阻

尿道狭窄是泌尿外科常见疾病，也是引起输精管道梗阻的原因之一。致病因主要包括两方面：一是功能性狭窄，由于某种诱因，如炎症、外伤等使尿道持续性痉挛缩窄；二是机械性尿道狭窄，是由于尿道器质性病变造成尿道管腔狭小，阻力增加。

尿道狭窄的临床症状表现在以下几方面：①排尿困难是主要症状；②膀胱激惹及膀胱失代偿，严重者有肾功能疾病；③尿液改变，如出现血尿或脓尿；④性功能障碍，如勃起功能障碍、射精困难等；⑤并发症，如尿道周围炎、尿瘘、前列腺脓肿、急性附睾炎及睾丸炎等。

有以上症状且未能生育者，应在排查是否患有尿道狭窄的基础上，进而做输精管道梗阻的确诊检查，以排除输精道梗阻性不育症。

 ## 专家解析：输精道梗阻性不育症的治疗方式

众所周知，受孕是个复杂而又简单的过程，即精子、卵子的产生，经过"生命通道"的运输，然后相互结合形成受精卵，之后着床。而以上任何一处发生问题，都会导致不能受孕。男性输精道梗阻就是其中一个"生命通道"的障碍，会造成精子的运行和排出发生障碍，自然也就影响受孕，导致男性不能生育。

目前，临床上对于输精道梗阻的治疗原则是采取手术治疗，主要有以下3种。

1. 输精道吻合术：包括传统输精管吻合术、常规附睾输精管吻合术、显微外科附睾输精管吻合术、显微外科附睾管吻合术、附睾管睾丸吻合术。术后成功的判断标准分为两点：一是术后有一定量的且能正常活动的精子；二是术后使配偶或性伴侣成功受孕。值得提醒的是，传统的输精管吻合术容易掌握，各级医疗机构都有开展，但成功率只有38%。而显微外科吻合术，

技术先进,较难掌握,但其成功率达90％,妊娠率为60％。

2. 射精管电切开术:先天性射精管梗阻、精管口炎性粘连以及前列腺疾病引起的射精管口压迫等,可采用经尿道电切镜切开射精管术治疗。

3. 异质精液囊肿术及输精管贮精器术:适用于输精管精囊缺如、因长段输精管梗阻以及射精管不发育、发育不全而引起的无精子症,无法采用输精管重建再通术的患者。此治疗法主要是通过吸收附睾精子做人工授精。

对于手术治疗失败或是不愿接受手术治疗的输精道梗阻性不育症的患者还可通过附睾、睾丸穿刺抽吸取精子行卵子胞浆内单精子注射(ICSI),以获得生育。

 ## 延伸阅读1: 人工精池术

人工精池术是利用人工精液囊肿或精子贮藏器收集精子,然后通过穿刺从中抽取精液行人工授精。适用于输精管、精囊的先天性缺如、输精管发育不良、管腔闭索或较长段输精管狭窄等先天性输精道梗阻,包括阴囊内精液池成形术和精液池装置植入术两种方式。

 ## 延伸阅读2: 输精管结扎后还能再生育

输精管结扎术是通过输精管切断、结扎,或采用电凝、栓堵、化学药物等闭塞输精管,从而阻断精子的输出而达到避孕的目的。该方式是一种男性永久性节育措施,适用于已婚男性要求做绝育者,以及某些遗传病不宜生育者。

一般来说,输精管结扎后,不会造成性功能减退障碍,只是射出的精液没有精子。因此,如要求再生育,可以通过接受输精管吻合术,恢复输精管解剖与生理上的生育功能,从而重新获得生育力。但其复通率和复孕率并非都是百分百的。据临床统计,做输精管吻合术后,复通率一般大于复孕率。据目前国内有关报道,复通率为75.6％,复孕率为30.1％。由于显微外科技术的不断发展,手术效果的有所提高,输精管的复通复孕率都可达到82％。

专家提醒，由于输精管吻合术后的复孕率受许多因素影响，所以凡是输精管结扎术后渴望再生育的男子，必须根据自己的情况决定是否行输精管吻合术。一般情况下，导致输精管吻合术效果差的原因主要有以下几方面：①年龄大于 40 岁；②生殖道有感染，如前列腺炎、睾丸炎、附睾炎等；③输精管结扎术超过 7 年；④输精管结扎时切除输精管过长，或太靠近睾丸尾部。

睾丸炎：白领是"高危人群"

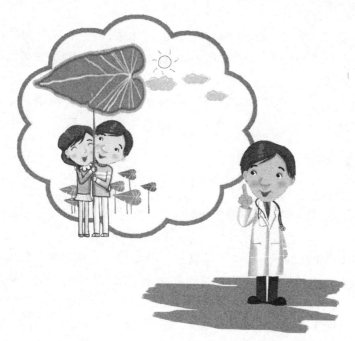

睾丸炎是男科常见疾病，发病率为 $12\%\sim18\%$。睾丸炎被分为急性腮腺炎性睾丸炎、急性化脓性睾丸炎、急性非特异性睾丸炎和慢性非特异性睾丸炎 4 种，其中以急性腮腺炎性睾丸炎最为多见。

急性腮腺炎性睾丸炎是儿童和处于青春期男生的常见病症，由腮腺病毒所引起，患者会出现睾丸肿大、呈蓝色，间质水肿、血管扩大、曲精管变性，且可累及附睾。睾丸炎症蔓延时，还会出现曲精管萎缩，睾丸变小，质软，严重者丧失睾丸功能造成不育症。如果是由于梅毒感染所致，患处会呈肿块状。因此，急性腮腺炎性睾丸炎也被称为梅毒瘤。此外，急性腮腺炎性睾丸炎患者还会有恶心、呕吐、发热、寒战、睾丸痛并向腹股沟蔓延等临床症状。

除影响男性的健康，睾丸炎最大的危害是导致性功能下降、死精、无精，以致丧失生育能力。值得提醒的是，睾丸炎久治不愈会造成精损肾亏、元气耗损，诱发严重疾病。根据临床案例分析表明，睾丸炎是可以治愈的，只要在确诊后及时进行系统、有效的治疗。同时，睾丸炎也是可以预防的，男性需要在日常生活中注意生殖健康和卫生。

 自测症状

1. 生殖系统症状　睾丸肿胀、压痛。若化脓，摸上去就有积脓的波动感；阴囊皮肤红肿和阴囊内鞘膜积液；睾丸疼痛，并伴有阴囊、股根部以及腹股沟区域放射痛。

2. 其他症状　发热、寒战、恶心、呕吐；急性腮腺炎性睾丸炎可见腮腺肿大与疼痛现象。

 自我治疗

（一）饮食营养

（1）多食用新鲜蔬菜与瓜果，增加维生素 C 的摄入，以提高机体抗感染力。

（2）少食用猪蹄、鱼汤、羊肉等富于营养而易引发疾病的食物。不食用辛辣刺激性食物，以免引起发炎部位分泌物增加，促使炎症进一步浸润扩散，而加重症状。

（3）合理饮食，注意营养。

（4）不吸烟、不酗酒。

（二）食疗有方

1. 肉丸花汤　南瓜花 5 朵，猪瘦肉 50 克，葱适量。将葱去头须，洗净切末与瘦肉泥及调味料搅匀，做成肉丸，并放入水中煮，待肉丸浮出水面后，放入用清水漂净、沥干的南瓜花，续滚后，加入调味料后煮沸即可。佐餐食用，吃肉喝汤。

2. 雪莲花肉汤　雪莲花 10 克，猪瘦肉 100 克，调味品适量。将瘦肉洗净，瘦肉切块，放入锅中，加清水适量煮开，而后放入洗净的雪莲花，煮至瘦肉熟后，加适量的葱花、食盐、姜末、胡椒等调味。佐餐食用，食肉喝汤。

3. 双草凤尾鱼　凤尾鱼 750 克，夏枯草 30 克，益母草 30 克，调味品各适量。将凤尾鱼剖开，去肚杂，剁块状，置碗内，加少许精盐、酱油稍腌；之后将夏枯草、益母草一并洗净，分两次煎取浓汁 100 毫升备用。用茶子油将腌好的鱼块翻炒几遍至变色后,放入猪骨汤,武火煮沸;再入精盐、酱油、红辣椒丝、生姜拌匀;文火慢焖至香熟时,将煎好的药汁从锅边四周淋入,加入葱白调匀,再焖片刻即成。佐餐食用,每日1次。

（三）用药有道

（1）对于非特异性慢性睾丸炎患者来说,实行对症治疗即可,如采用局部理疗、热敷、精索封闭等治疗方式,有促进慢性炎症吸收的作用。此外,也可口服抗菌药物治疗,若出现雄激素不足可应用雄激素替代治疗。

（2）对于急性睾丸炎患者来说,早期卧床休息,托高患侧阴囊,局部早期冷敷,晚期热敷,应用约10天的糖皮质激素,亦可选用抗病毒药物治疗。阴囊皮肤红肿者,应用50％硫酸镁溶液湿敷。

（3）对于细菌性睾丸炎患者来说,可全身使用抗菌药物,常用的药物有头孢菌类,也可用广谱青霉素,至少应用1～2周。

（4）睾丸肿痛患者可选用1％普鲁卡因10毫升在患侧做精索封闭治疗,有止痛、消肿、促进睾丸血液循环及保护生精功能的作用。

（四）自疗宜忌

1. 宜

（1）养成良好的生活起居习惯,不过度劳累,并节制性生活。

（2）多锻炼身体,提高身体免疫力。

（3）多喝白开水,并多食用新鲜蔬菜和水果。

（4）卧床休息,托起阴囊。

2. 忌

（1）吸烟喝酒,久站、久坐。

（2）过度性生活、频繁自慰。

 ## 温馨提醒：好睡眠有助预防睾丸炎

睡眠是人类健康的巨大源泉,对男性生殖健康作用也不容忽视。病后就医,不未雨绸缪,是男性对睾丸炎的惯有"心态"。一般情况下,睾丸炎是可以预防的,而高质量的睡眠对于预防睾丸炎有很好的效果。

据报道称,睾酮是固醇类激素,在性欲、精力、肌肉量、骨密度和免疫功能等方面起着重要的作用。睡眠不足会导致男人睾酮水平下降，引发各种生殖疾病。为预防睾丸炎，从保证好睡眠开始。

男性朋友可从以下三方面获得好睡眠：一是睡前不要进行紧张的脑力劳动，避免剧烈的运动或体力劳动，取而代之的应该是在户外散步。二是晚饭不要过晚，也不要吃得过饱，并且食用容易消化的清淡食物，多食用蔬菜和一定比例的杂粮，同时晚上不宜吸烟、不宜饮用浓茶或咖啡等刺激性饮料，也不要喝过多的饮料。三是睡前温水泡脚有助于脚部血管扩张，能促进下肢血液循环，有利于很快入眠。男性可在睡前用温水泡脚15～20分钟。

此外，男性养成按时入睡和起床的良好习惯，遵循睡眠与觉醒相交替的客观规律，还可避免大脑皮质细胞过度疲劳。

专家解析：患上睾丸炎，性生活需谨慎

患上睾丸炎能不能过性生活？虽说睾丸炎作为男性生殖系统常见病，但炎症类疾病因不会影响性功能并不会得到重视。因此，很多男性并不能明确地判断患病期或治疗期是否可以过性生活。

其实，并不是所有的睾丸炎患者都不能过性生活，而且长期不过性生活也不利于炎症的消除。也就是说，不同类型与不同病程的睾丸炎患者能否过性生活的标准是不同的。对于急性睾丸炎的患者来说，炎症的产生会让睾丸处于充血、水肿的炎性状态，过性生活时阴茎广泛充血，会加重睾丸的肿胀，不利于炎症的消退，所以不能进行性生活。患者一定要在睾丸炎治愈后，才能逐步开始性生活。这里还需要提醒的是，细菌性睾丸炎容易复发，若在炎症刚消除阶段频繁过性生活，易使细菌死灰复燃，造成炎症复发。对于慢性睾丸炎的患者来说，附睾长期受炎症刺激会变硬，使射精高潮时出现疼痛。

总而言之，不论是急性或是慢性睾丸炎，一定要在医生指导下，适度地进行性生活，这对治疗睾丸炎或防止炎症复发有重要的意义。

延伸阅读：睾丸保养可增强男人性功能

睾丸的生理功能：睾丸是男性最重要的性器官，有制造精子、分泌雄激

素的功能。男性睾丸有一层坚厚的纤维膜,将睾丸分成许多睾丸小叶。睾丸小叶内含有精曲小管,精曲小管的上皮能产生精子,睾丸小叶内的精曲小管之间的结缔组织内有分泌男性激素的间质细胞,男子一旦进入到 12～14 岁的青春发育期后,间质细胞能生产大量的睾丸酮。

睾丸酮是雄性激素的主要成分,在人体内的生物效应极为重要。研究表明,睾丸酮水平随年龄增长而逐渐下降的原因,可能与人体的日常损耗和生活压力过大而导致男性睾丸系统功能老化有关。当雄性激素下降到一定程度时,便会出现暴躁、抑郁、易疲倦、性欲减退等症状,这便意味着进入了男性更年期。

男性睾丸只有低于体温 1～2 ℃才能使睾丸酮的分泌达到最佳,睾丸酮可以促进精子的产生和提高精子的质量;同时高温潮湿是引发男性前列腺炎、附睾炎、精囊炎、精索静脉曲张的潜在诱因。平时应该注意睾丸的温度,不要穿紧身内裤。

男性睾丸保养是解决男性性功能障碍的重要手段。男性可在洗澡时或睡前双手按摩睾丸,拇指轻捏睾丸顺时、逆时各按摩十分钟,长期坚持对睾丸有保养作用。但是,如在按摩时发现有异常疼痛感,请及时到医院检查,以排查是否患有睾丸炎或附睾炎。

精囊炎：血精症的首要病因

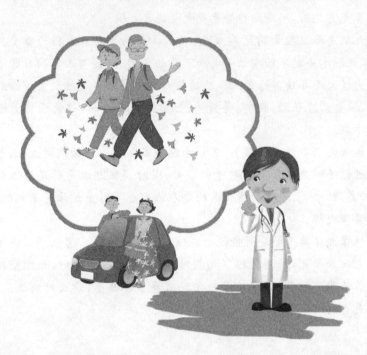

　　精囊是一对长椭圆形的囊状器官,位于膀胱底的后方,输精管壶腹的外侧,形状为上宽下窄,前后稍扁,表面凹凸不平;其上端游离,较膨大为精囊底,下端细直,为其排泄管。精囊并不是贮存精液的器官,而是男性生殖器的附属腺体。精囊炎是由大肠埃希菌引起,或由邻近器官感染导致前列腺、精囊充血时,细菌侵及精囊,诱发的炎症。但是,由于精囊的结构特殊,其发生炎症后,易造成引流不畅,让入侵细菌常留,让炎症难以彻底治愈。为了防止精囊炎迁延不愈,无论是急性还是慢性精囊炎,都应彻底治疗。

　　精囊炎是男性常见感染性疾病之一,发病年龄多在20～40岁,分为急性和慢性两种。精囊炎发作时,由于炎性产物、细菌毒素、充血出血和组织水肿,造成精囊分泌功能、精液黏稠度、酸碱度等改变,影响精子活力和受孕能力而导致不育。

自测症状

（1）射精时有血精，精液呈粉红色或红色或带血块，可持续较长时间，特别是慢性精囊炎的血精症状更为明显。

（2）伴有性欲减退、遗精、早泄和射精痛，尤其在射精瞬间疼痛加剧。

（3）急性精囊炎患者，会出现血尿，或发热和怕冷、寒战等临床症状。因邻近器官伴发感染引起的急性精囊炎，会伴有腹痛。

（4）常与前列腺炎同时发生，前列腺炎患者需注意排查。

 自我治疗

（一）饮食营养

（1）饮食清淡，忌食用辛辣刺激食品与饮料，多食用新鲜的水果和蔬菜。

（2）不吸烟，不饮用酒类。

（3）多食用富含蛋白质及维生素且易消化食物。

（二）食疗有方

1. 鲜藕粥　鲜藕、粳米各50克，白糖适量。将鲜藕、粳米洗净后同煮成粥。加入白糖调服即可。有清热凉血之功效，适用于血热妄行引起的血精症者。

2. 鲤鱼汤　鲤鱼300克，胡椒、小茴香、葱、姜适量。将鱼洗净后与适量水一同放入锅中，煮熟后加入胡椒、小茴香、葱、姜等调料。吃鱼喝汤，佐餐食用。有清利湿热之功效，适用于湿热下注引起的血精者。

3. 血藤猪筋汤　猪蹄筋80克，鸡血藤50克，红枣6枚。将猪蹄洗净，并用清水泡一夜，翌日用开水浸泡4小时，再用清水洗净后与洗净的鸡血藤、红枣同置砂锅内加适量水煎煮，蹄筋熟烂后加盐调味即可。饮汤吃蹄筋、红枣，佐餐食用。有活血通瘀之功效，适用于瘀血内阻引起的血精者。

4. 核桃红枣粥　芡实粉、核桃肉、红枣肉各适量，核桃肉与红枣肉洗净后与芡实粉同煮成粥即可。佐餐食用。有益气、涩精、止血之功效，适用于气虚血精者。

5. 羊肉淮山粥　羊肉500克，淮山药500克，粳米250克。先煮熟羊肉切成肉末，并将淮山药研成泥备用。将洗净的粳米加入肉汤内煮成粥后加入羊肉山药泥。佐餐食用。有益气养血之功效,适用于气血亏虚之血精者。

6. 莲子粥　莲子、粳米适量,将去皮的莲子与粳米洗净后,同煮成粥,放入砂糖调服。口服,每周3次,连续服用3周。有补益心脾之功效,适用于气血亏损引起的血精者。

7. 中药黑米粥　生地黄汁150毫升或生地黄30～50克,黑米适量,将生地黄汁或生地黄与黑米同煮成粥,加适量白糖调服。口服,每日1次,连续服用2周。有滋阴降火之功效,适用于阴虚火旺引起的血精者。

8. 萝卜药膳　萝卜、人参、黄芪各适量。将人参、黄芪研成细末制成参芪粉。将萝卜切片蜜炙后,用萝卜片蘸参芪粉,随意服食。或是将萝卜煮汤,加参芪粉冲服,随意饮用。有健脾益气补肾之功效,适用于脾肾虚之血精者。

（三）用药有道

1. 给予抗生素抗感染及解痉药物治疗　方案与慢性细菌性前列腺炎相同,此方法治疗的疗程长,且易复发。患者需根据病原体药敏试验选药治疗。

2. 注意药物治疗的治疗周期　临床上,急性精囊炎患者应在药物治疗到症状完全消失后,再继续服用药物1～2周;而慢性精囊炎的患者则应在症状完全消失后,继续用药4周以上,以巩固疗效。

（四）自疗宜忌

1. 宜

（1）劳逸结合,加强锻炼,增强体质,提高抵抗力。

（2）饮食宜清淡,注意饮食卫生。

（3）定期进行前列腺按摩,以促进血液循环,帮助精囊液排出与引流,但手法宜轻柔。

（4）卧床休息,便秘时服用通便药物以保持大便通畅。

（5）办公室工作人员每隔1～2小时应站起来活动一会儿。

（6）多饮水,多排尿,并注意性生理卫生。

2. 忌

（1）感冒等上呼吸道感染,龋齿、腹泻及身体其他部位的感染未能积极治疗。

（2）过频性生活，并强行中断性生活。

（3）吸烟，饮酒（包括啤酒），食辛辣刺激性食物。

（4）自慰引起前列腺充血。

（5）长时间骑马、骑车和久坐。

（6）久居寒冷潮湿的住所。

 温馨提醒：血精不只是精囊炎的症状

由于炎症刺激，精囊壁会出现肿胀、充血、渗出，同时精囊壁层内有一层微小的血管网，网内含有丰富的微血管，容易受伤而引起出血，均可导致血精的发生。因此，精囊炎的主要症状是血精。其实，血精不仅由精囊炎引起，其他生殖系统疾病、内科疾病以及外科疾病都可引起。主要包括以下三方面。

1. 生殖系统疾病：精囊及前列腺疾病，如良性前列腺增生、精囊结石，以及泌尿系统结核病、精索静脉曲张等都可有血精症状。其中，精索静脉曲张患者因会阴部长期反复压迫，精阜旁后尿道上皮下静脉扩张破裂而引起血精。

2. 肿瘤或外伤：精囊、前列腺癌或外伤等，均可导致生殖道毛细血管破裂出血，使血液混入精液而出现血精。

3. 出血性疾病：紫癜性白血病、维生素 C 缺乏症等引起血管脆性增加和凝血机制改变，从而引起血精。

此外，男性性生活过度，亦可引起生殖道毛细血管损伤而出现血精。男性判断血精并不困难，有以下三种方式：①肉眼见到血性精液，并有腰骶部疼痛，小腹会阴部坠胀感；②精液红色而小便清者；③肉眼不明显，但实验室检查精液中有大量红细胞者。

 专家解析1："四步"诊断精囊炎

精囊炎往往是在常规体检时偶然发现，也可能是患者在洗澡或自我检查阴囊内容物发现。一般情况下，根据以下四步，可准确诊断精囊炎。

第 1 步：根据症状判断，主要是血精。

第 2 步：做精液常规检查，可见大量红细胞、白细胞，且精液细菌培养为阳性。

第 3 步：做血常规检查，急性者可见血中白细胞明显增加。

第 4 步：精囊炎患者做肛门指诊时可触及肿大的精囊，并伴有触痛。也可在下腹部、会阴部及耻骨上区轻度压痛。

 ## 专家解析 2：不良生活习惯容易致血精症

男性性高潮时，喷射出的居然是红色的精液，这无疑会让人心生惶恐。但在我们惶恐之前，也许该检讨一下自己的生活习惯，如经常熬夜、爱喝酒、爱吃辛辣刺激食品、久坐或久站不动，无节制性生活、不洁性生活等。实际上，不良生活习惯是血精症的"温床"。

血精症是一种症状，也是疾病征象。在引发血精症的原因中，精囊炎和前列腺炎是首要因素。目前，炎症引发的病理性血精症占了约90%。在血精症患者中，精液中带血可表现为各种形态，有时是精液带有微量血丝，有时是凝血块，有时是大量鲜血涌出。同时，血液的颜色也各不相同，有时是粉红色的血丝，有时是暗红色的。此外，除了出现血精，有些患者还会伴随疼痛。

在人们的认识中，引发血精症的精囊炎、前列腺炎都属于特别难治的疾病，而且会反反复复地发作，所以血精症的治愈也同样困难。其实不然，血精症的根治在于消除炎症，而消除炎症关键在于明确病因正规治疗。也就是说，如果是细菌性的炎症，做细菌培养确诊后，采取抗生素等方式的治疗；如果是非细菌性的炎症，则需要靠改变生活方式，控制疾病，从而消除炎症。

 ## 延伸阅读：观察精液有助于早防病

精囊炎最主要、最明显的症状是血精，而很多男性往往会因为没有留心观察自己精液，而没有及早发现疾病，造成病程延长。其实，精液检查是评价男性生育能力最基本的标准，同时也可客观地反映睾丸及附性腺功能状况。因此,观察精液有助于及早发现病症,防止病情迁移蔓延。

该如何查看精液呢? 这可能是男性不愿意观察精液的潜在主因。日常生活中,当精液出现异常时,男性朋友可通过以下几方面来进行精液自查,以便早期辨别生殖系统疾病并为进一步就诊提供参考。

1. 精液量:正常情况下,一次精液排出量为2~6毫升。由于精液量常与射精频度有关,因此精液量的观察宜长期为主。判断标准:①精液量长期过少,可能造成受孕困难;②精液量过多则会降低精子密度,可能与禁欲时间过长或附属性腺功能亢进有关。

2. 看颜色:正常的精液颜色是灰白色或者乳白色的。判断标准:①如果禁欲时间很长,精液可呈淡黄色;②老年男性精液呈黄色;③有的精液呈棕黄色或带血,则称为血精,提示可能与泌尿系炎症、生殖道的损伤、肿瘤或增生性等疾病有关,如前列腺炎、精囊前列腺癌、精囊炎等;④如果精液呈透明过稀状,提示精子密度偏少,可能为少精症。

3. 闻气味:新鲜精液具有特殊的刺激性气味,类似栀子花的气味。如有明显的臭味则考虑是否患有生殖系统感染。

4. 辨液化:刚射出的精液呈稠厚胶冻的状态,一般5~30分钟内精液就会液化,成为一种稀薄透明类似水的状态。判断标准:液化后的精子才能达到最大的活动能力,若1小时后仍然不呈液状,即为精液不液化。

值得注意的是,观察精液只能初步判定是否患有男科疾病,不能以此来确诊是否患病。若观察到精液异常,应及时到医院确诊治疗,切莫"自诊自疗"。

前列腺炎："腺"宝贝伤不起

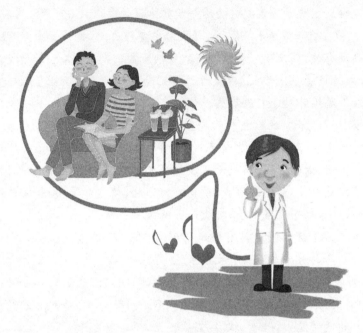

前列腺炎是成年男性常见疾病，主要的发病人群是年轻人，其中25～45岁是高发年龄段。但近年来，出现了低龄化趋势，最年轻的患者只有十五六岁。据统计，前列腺炎患者占泌尿外科门诊患者的8%～25%，约有50%的男性在一生中的某个时期会受到前列腺炎的影响。

前列腺炎不是一种直接威胁生命的疾病，但严重影响患者的生活质量。前列腺炎发病可能与季节、饮食、性活动、泌尿生殖道炎症、良性前列腺增生或下尿路综合征、职业、社会经济状况以及精神心理等因素有关。

自测症状

1. **急性前列腺炎** 突然发作的寒战、发热、会阴部疼痛，还可能伴有尿频、尿急、排尿疼痛、尿道口有脓性分泌物；有的患者会出现排尿困难，甚至急性尿潴留，还可能出现直肠胀满、排便痛、性欲减退、性交痛、性功能障碍。

2. 慢性前列腺炎　①排尿不适或灼热感；尿频、尿急、尿痛；晨起或排尿终末时尿道口有白色分泌物；会阴部、肛周、耻骨上、腹股沟、下腹部、腰骶部、阴囊、睾丸及尿道内有不适感或隐痛。②射精后疼痛、血精、勃起功能障碍、早泄、性欲减退等性功能障碍。③全身症状：疲倦乏力、腰酸背痛等；焦虑、多梦等精神症状。

 ## 自我治疗

（一）饮食营养

（1）饮食宜清淡营养，且富含维生素。可选择多吃蔬菜和水果，如常吃苹果，有助于消炎利尿。摄入足够维生素，如维生素 A 促进蛋白质合成；如维生素 C 可抗病解毒、增强机体免疫力；如维生素 E 有助于调节性腺功能、增强精子活力。

（2）戒烟酒，少辛辣。吸烟、酗酒以及辛辣刺激食品的食用可提高前列腺充血的机会，患者应尽量避免食用。

（3）多食油菜花粉，忌食海鲜。油菜花粉可以促进内分泌腺的发育，提高和调节内分泌腺的分泌功能，有助于前列腺的恢复。但是，食用海鲜不但会减弱治疗药物的疗效，而且对前列腺本身也没好处。

（4）不挑食，补充蛋白质以及微量元素。钙、磷、锌、硫、铬、硒等微量元素是精液的组成物质，对激发精子的活力有特殊功效。黄豆、绿豆、南瓜子、橘子、番茄、核桃、花生、瘦猪肉、鸡蛋、牛奶、栗子、苹果、蜂花粉制品、草莓、木瓜、肝、鱼、贝类食物、油菜花粉、蜂蜜等食物，有助于治疗和预防前列腺炎。

（二）食疗有方

1. 海带冬瓜薏米汤　鲜冬瓜（连皮）250 克，生薏苡仁 50 克，海带 100克。将冬瓜洗净切成粗块，生薏苡仁洗净，海带洗净切成细片状。以上诸物一同放入砂锅内，加适量清水煮汤食用。

2. 泥鳅豆腐汤　活泥鳅鱼 500 克，鲜豆腐 250 克，盐、姜、味精各适量。将泥鳅鱼剖开，去鳃及内脏，洗净放入炖盅内，加上食盐、生姜、清水各适量。先用武火烧开后，再用文火清炖至五成熟，再将豆腐块加入锅内，再用文火炖至泥鳅鱼肉熟烂，加调味料即可佐餐食用。

3. 白玉兰肉汤　鲜白玉兰 30 克(干品 10 克),鲜猪瘦肉 150 克。将猪瘦肉洗净切块,与白玉兰同放入砂锅内,加进适量清水,用中火煲汤,煮熟后加食盐调味即可。佐餐食用、吃肉喝汤。

（三）用药有道

（1）对于急性细菌性前列腺炎的患者,应选用抗菌药物治疗。患者可根据尿液或前列腺液细菌培养结果选择敏感抗生素。但治疗初期细菌培养未及时出具报告结果或无条件时,应及时选用足量、高效的广谱抗菌药物,以控制病情发展,之后根据细菌培养和药敏试验再调整药物。用药之前先做中段尿细菌培养加药物敏感试验。常选用复方新诺明,该药在前列腺中能达到较高浓度,是口服的首选药物;用法:每日 2 次,每次 2 片,口服。或使用喹诺酮类如环丙沙星、氧氟沙星;头孢菌素如先锋 V 号、头孢曲松;氨苄西林、红霉素、妥布霉素等。若是厌氧菌感染所致则用甲硝唑或替硝唑。若体温较高、下尿路症状重、血中白细胞增高,应以静脉给药为佳。一疗程 7 日,可延长至 14 日。此外,若有全身症状还应配合使用止痛、解痉、退热药物。

（2）对于慢性细菌性前列腺炎患者,首选红霉素、复方新诺明、多西环素等具有较强穿透力的药物。亦可选用喹诺酮类、头孢类药物。一般用药30 天。

（3）对于慢性非细菌性前列腺炎的患者,病原体为衣原体、支原体,可选用多西环素、米诺环素、红霉素等;滴虫感染则用甲硝唑;真菌感染也可用两性霉素。同时,选用 α-肾上腺素能受体阻滞剂,如特拉唑嗪(高特灵)、坦索罗辛(哈乐),来缓解痉挛,改善症状。

（四）自疗宜忌

1. 宜

（1）注意生活起居,养成良好的生活习惯。日常生活中,确保拥有充足的睡眠和起居有节的生活。

（2）平时多喝水、多排尿,以助于炎性分泌物的排出。

（3）积极参加体育锻炼,以增强体质。

（4）乐观心态,并给予积极彻底的治疗。

（5）适当安排性生活,即不过于频繁,也不禁欲,以每周 1 次的频度为最佳。

2. 忌

（1）吃辛辣刺激性食品,如大葱、辣椒、胡椒、可乐等;食肉类,如狗、牛、羊肉,海鲜等。

（2）食用酸性物质、烈性酒;吸烟,摄入咖啡因。

（3）过度疲劳,不注意生理卫生,憋尿。

（4）焦急情绪,精神压力过大。

（5）不注意保暖、受凉。

（6）久坐、久站,电子辐射。

（7）对会阴局部的压迫,如穿紧身裤、骑自行车太久。

 温馨提醒：便秘与前列腺炎关系密切

从人体的解剖和生理方面来看,前列腺和直肠都位于盆腔,前列腺在直肠的前面,两者之间只隔着一层薄薄的直肠前壁。在直肠和前列腺之间有2～6条痔生殖静脉相通,所以来自直肠的细菌和毒素完全有可能通过这些痔生殖静脉进入前列腺内,从而导致前列腺炎的发生。

此外,大量的粪便储存在直肠内,还可以使盆腔内压力升高,从而影响前列腺和盆腔内的血液循环,使前列腺炎难以治愈。因此,便秘与前列腺炎关系密切。为防止前列腺炎的病发,便秘患者在发现症状后,一定要及时治疗。对于部分慢性便秘者来说,为重建正常排便的反射,须进行短时间的药物辅助治疗。一般情况下,便秘治疗在于建立合理的饮食和生活习惯。男性朋友可从以下几方面入手。

1. 晨起饮用凉开水促进排便;不抑制便意,并养成定时排便的习惯。

2. 平时多食用含纤维素多的食物并多饮水。

3. 避免久坐不动,多做放松性运动。

4. 调节好情绪和心理状态。

 专家解析：前列腺痛并非前列腺炎

我是一名司机,今年30岁。半年前,我因阴囊疼痛,附睾疼痛,排尿时灼痛、尿急、尿频、尿滴沥等症状,前往市医院进行诊疗。当时,我被确诊为慢性前列腺炎,在医生的指导下,我一直在服用治疗前列腺炎的药物。但是,半年过去了,我的病一直不见好。于是,我又换了一家医院进行治疗,却被确诊为前列腺痛。医生说前列腺炎的症状与前列腺痛的临床症状相似,之前是误诊了,所以服用的药物没有起疗效。前列腺痛与前列腺炎不是一种病吗?

男科专家表示,他们接诊过很多类似这位司机的患者,都是因为前列腺痛被误诊为慢性前列腺炎,但反复治疗也无好转。实际上,慢性前列腺炎与前列腺痛的临床症状基本一致,但是并非同一种病。由于在临床检验上有所区别,因此易误诊。

前列腺痛,现在称为慢性盆腔疼痛综合征。但是,许多医生还是习惯将之称为"前列腺痛"。前列腺痛不是前列腺本身发生了质性病变,而是由于尿道肌肉、前列腺肌肉、会阴部及盆底部肌肉痉挛及神经功能失调引起的疼痛不适感。

一些有慢性"前列腺炎"症状的患者,他们有的存在尿频、尿急、尿道灼热、尿道疼痛不适感;有的伴有排尿等待、排尿困难;有的小腹部、会阴、睾丸、肛门、腰骶等部位有隐痛或胀痛不适感;有的甚至坐下即痛。以上患者前列腺液常规化验的各项指标均在正常范围,前列腺 B 超或 CT 检查也正常。其实,他们所患的正是前列腺痛。

值得指出的是,确诊前列腺痛至少需要 2~3 次前列腺液的常规镜检和培养均未发现异常才能作出诊断。因此,只做一次前列腺液常规检查正常决不能轻易诊断成前列腺痛。

 ## 延伸阅读:一分钟尿不尽,小心前列腺疾病

据一名泌尿科医生对 465 名 35 岁以上的男性职业司机进行的"前列腺与排尿认识"的调查显示,近 30% 的被调查者并不知道,男性正常排尿应该在一分钟内完成;近 50% 的被调查者认为,排尿时间比一般人长也没有问题;70% 的被调查者拒绝因为排尿时间长而求医,其理由多为不知道这是疾病。以上调查结果也表明,大多数的男性并不了解排尿时间多长才是正常,

也不把排尿时间过长与前列腺疾病联系起来。

　　泌尿专科医生表示，男性小便不是时间越长越好，而应在一分钟内结束。男性若在一分钟内尿不干净，则表示其前列腺出了问题。虽然喝大量的水、尿液过多等情况下，男性易出现一分钟内尿不尽，但是用一分钟是否排尽小便来判断前列腺健康，是一种简单实用、容易判断的方法。

　　当然，前列腺疾病的信号有很多。除了排尿时间明显变长外，还要看排尿连续性是否好、有没有滴滴答答的感觉，排尿是否困难，排尿后期尿线是否明显变细，如果发现这几项都有问题，则需要及时到医院进行相关检查。此外，中老年男性夜尿次数增加，也是前列腺疾病的征兆。

　　专家也提醒广大男性，由于长时间忍尿容易加速膀胱衰老，直接影响排尿，导致尿液经常潴留膀胱，甚至诱发尿道感染、膀胱炎或结石、血尿、急性肾衰竭等并发症，并加速出现前列腺增生的机会。因此，喜欢长时间忍尿或是需要长时间憋尿工作的男性，要多加注意自己的前列腺健康，一旦发现不适症状，须及时到医院检查。

精索静脉曲张："几只虫子钻进阴囊"

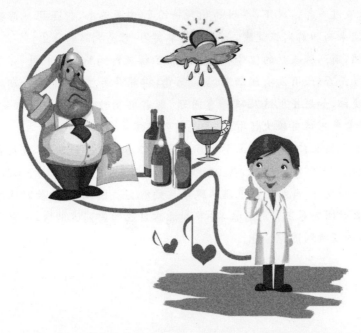

　　什么是精索静脉曲张？在认识精索静脉曲张之前，我们必须了解精索的解剖结构：男子的阴囊里，左右两边各有一条由输精管、动脉、静脉血管等组成的条索状组织，医学上称之为精索。精索静脉曲张，是因精索里的静脉血流淤积，从而造成静脉丛血管扩张、迂曲和变长。由于解剖因素的关系，该病99％发生于左侧，双侧发病约占1％。

　　医学研究表明，精索静脉曲张已成为导致男性不育症的重要原因，居男子不育症发病原因的首位，占所有男性不育症的概率达41％。其实，精索静脉曲张除是男性生殖系统常见病，也属于血管病变。精索静脉曲张在青春期或成年男性发生率为20％，且多见于成年男性，而青少年相对少见。精索静脉曲张时，有50％～80％的患者精液检查不正常，表现为精子数少、活动力低下、形态不正常。

自测症状

（1）阴囊隐隐作痛，像一小袋虫子钻进了你的阴囊内。

（2）站立时，精索部位可以看到或摸到曲张的静脉丛，若使劲鼓肚子，增加腹压可看到静脉曲张的症状加重。

（3）严重者，阴囊坠胀痛，久站腰痛，但平卧时以上症状可缓解。

（4）部分患者有神经衰弱症状，如头痛、无力、腰膝酸软、头晕目眩、神经过敏等。

（5）出现不育症的概率为30％～40％。

 自我治疗

（一）饮食营养

（1）调整饮食结构：选择易消化的食物，每日至少喝8杯水。

（2）少食用高脂肪、油腻食品，尽量不食用猪腰、猪肝、鸭蛋、羊腿等高胆固醇食物。

（3）多食绿色蔬菜，不食用纤维硬和刺激性的蔬菜，如竹笋、玉米、葱、香菜、胡椒等。

（4）少吃食盐和过咸的食品。

（5）不喝烈性白酒，戒烟。

（6）加强补充维生素C、维生素E以及蛋白质；多食用绿叶蔬菜、玉米油、花生油、芝麻油、柑橘皮、芹菜、辣椒、番茄、芝麻、核桃仁、瘦肉、乳类、蛋类等食品。

（二）食疗有方

1. 双核芪参粥　黄芪20克，党参30克，荔枝核15克，芒果核15克，粳米50克洗净后，一同放入锅中加入适量的水后，开始熬煮。适用气虚血滞型左侧精索静脉曲张患者。

2. 中药墨鱼煲　黄芪20克，桃仁10克，小茴香6克，墨鱼1条。加水煲汤，调味饮汤食墨鱼。适用于瘀阻脉络型左侧精索静脉曲张患者。

3. 三味红糖水　橘核15克，益母草30克，乌豆60克洗净后放入锅中，加水3碗煎至1碗，加适量红糖调味后服食。适用于瘀阻脉络型左侧精索静脉曲张患者。

4. 金橘根猪肚煲　金橘根 30 克，猪肚 100～150 克。食用方法：加水 4 碗煲至 1 碗半，可加入适量盐调味，饮汤食肉。适用于肝气郁滞型左侧精索静脉曲张患者。

5. 茴香猪大肠煲　升麻 10 克，黑芝麻 60 克，小茴香 10 克，猪大肠适量。将升麻、黑芝麻、小茴香三药混合放入洗净后的猪大肠内，两头扎紧，加清水适量煮熟后，去小茴香、升麻及芝麻，调味后饮汤吃猪大肠即可。有便秘者，可连黑芝麻一起食用。适用于气虚血滞型左侧精索静脉曲张患者。

（三）用药有道

（1）坚持用阴囊托或吊带、护身带托起阴囊，以减轻精索静脉曲张的症状。

（2）无明显症状并有正常生育者，一般不需要治疗。若症状明显，久婚不育或精液异常的患者，无论症状轻重都需要到医院就诊。

（四）自疗宜忌

1. 宜

（1）调整饮食结构，合理饮食：多食高纤维、低脂肪类食品；多饮水、多吃新鲜蔬菜、水果；加强维生素 C、维生素 E 的补充；饮食宜清淡且易消化。

（2）保持阴部清洁卫生，防止逆行感染。

（3）保持心情舒畅，忌暴怒伤肝。

（4）注意劳逸结合，避免剧烈运动、重体力劳动及长时间站立。

（5）用阴囊托以防阴囊下坠。

（6）适当运动，如游泳。

（7）保持大便通畅。

（8）创造安静、舒适的进食环境。

（9）选择合适的内裤：选择能预防阴囊下坠和通风散热的囊袋内裤，对轻、中度精索静脉曲张有一定的改善和缓解的作用。

2. 忌

（1）吸烟、饮酒，同时食用刺激性食物，如葱、蒜、胡椒、芥末、辣椒等。

（2）穿过紧的衣物、跷二郎腿、久坐或久站。

（3）饮食过量，肥胖。

（4）激烈以及费脚力的运动，如骑自行车、爬山、走远路、跑步等。

（5）过多钠盐的摄入，以及过量食用粗糙的食物。

（6）过度性生活引发局部充血。

 ## 温馨提醒：并非所有的精索静脉曲张都不能生育

据统计，精索静脉曲张有30％～40％可引起不育。因此，并非所有患精索静脉曲张的人不能生育。对于精索静脉曲张是否会影响男性生育，关键要看精索静脉曲张对睾丸造成的损害程度。换句话说，有的人静脉曲张很严重，但对睾丸损伤不大，便可以照常生育；而有的患者表面上静脉曲张为轻度，却严重地损伤了睾丸，也就会损害其生育能力。因此，精索静脉曲张患者出现的症状无论轻重，都应及时到医院查治。

专家指出，一般情况下，手术治疗后50％～80％患者的精液质量会有所改善，且有近半数的患者在术后能获得生育能力。男性不育患者可以通过仔细检查阴囊，查明静脉曲张的程度和睾丸的大小，以确定是否需手术治疗，还原自身的生育能力。

 ## 专家解析：久站男性为何易患精索静脉曲张

临床经验表明，久站与久坐一样，容易导致男性患精索静脉曲张。男性长时间地站立，容易使睾丸静脉血回流受阻，滞留在血管中，造成阴囊中精索静脉阻塞，还可能产生不正常的肿胀，进而造成精索静脉曲张。

精索静脉曲张会引起阴囊温度升高，高温下，阴囊供血和供氧不足，导致睾丸得不到充足营养，影响精子的发生。同时，精索内静脉血液的回流，将肾上腺和肾脏分泌的代谢产物带到睾丸，抑制精子生成，影响精子质量和数量。因此，久站男性会因患上精索静脉曲张而影响自身生精功能以及出现少精、弱精，从而导致不能生育。

专家提醒，为防止久站或久坐成为自身不育的导火索，需要或喜欢长期站立或长期坐着工作的男性应该每隔一小时就走动一下，或者站起来休息一下。

延伸阅读：啤酒肚是"喝"出来的吗？

随着"啤酒肚"越来越普遍，人们开始关注"啤酒肚是怎么来的？"这个话题。顾名思义，绝大多数人都会认为"啤酒肚"肯定和啤酒有着千丝万缕的关系。这也就是说，如果一个爱喝啤酒的男性，又有所谓的"啤酒肚"的话，那么几乎没有人会否认这啤酒肚是喝啤酒喝出来的。然而，事实并非如此。据调查统计，好饮用啤酒者出现啤酒肚的概率并不比不喝啤酒的人高，啤酒肚与喝啤酒的关系并不密切。

男性为什么会出现啤酒肚？当你或是身边的亲朋好友成为"啤酒肚"一员时，这个问题瞬间就被我们放大。实际上，啤酒肚并不是喝啤酒喝出来的，"啤酒肚"的出现与每个男性的基因有关。医学研究表明，营养过剩、睡眠质量差等因素是造成青少年"啤酒肚"的主要原因。男性"中年发福"出现啤酒肚，则是由于年龄的增长，造成深睡眠减少、睡眠质量差，从而导致激素的分泌减少，而激素的缺乏会使体内脂肪增加并聚集于腹部，于是形成所谓的"啤酒肚"。而且"啤酒肚"发病率会随着男性年龄的增大而提高。

此外，啤酒虽说是高热量的饮料，但并不是造成饮酒者"腹部超重"的原因。研究者发现，排除如运动、饮食等因素，经常喝啤酒的人与那些不喝或很少喝啤酒的人相比，腰围并不会更粗，体质量也不会增加。

世界卫生组织认为，腹部肥胖很可能成为影响健康最危险的杀手之一。医学研究机构已证明，有15种以上导致死亡的疾病与腹部肥胖有直接关系，其中包括冠心病、心肌梗死、脑栓塞、脑出血、乳腺癌、肝肾功能衰竭等。据临床统计，腹型肥胖的男性得高血压的概率是正常男性的8倍；得冠心病的概率是正常男性的5倍；得糖尿病的概率是正常男性的7倍。而值得我们注意的是，"啤酒肚"属于腹型肥胖，其危害是不可估量的，所以男性要引起重视，及早预防。

勃起功能障碍：60％患者是"心病"

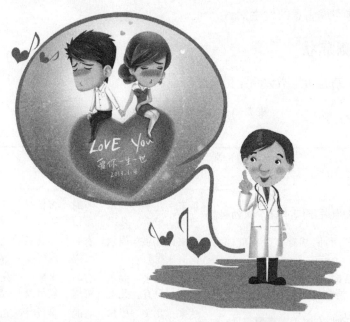

　　男性性功能障碍包括性欲减退、阴茎勃起功能障碍、性高潮和射精功能障碍、阴茎疲软功能障碍，其中以阴茎勃起功能障碍最为常见。阴茎勃起功能障碍（ED），俗称阳痿，是指阴茎持续或反复不能达到或维持足够勃起，以完成满意的性生活。成年男性中患有勃起功能障碍的人占50％左右，其中心因性勃起功能障碍患者占全部勃起功能障碍患者的60％。勃起功能障碍患病年龄以25～35岁、45～55岁两个年龄段为主。

　　男性阴茎勃起与消退的反应原理是：当性兴奋时，大脑或脊椎神经中枢将勃起的信息传到阴茎海绵体，引起动脉扩张，血液进入阴茎海绵体内，进而压迫静脉，使血液回流困难，因而造成了阴茎持续勃起；当性兴奋消退后，阴茎动脉收缩，血液流出，阴茎松软，勃起消退。因此，男性勃起是一个正常的生理过程，也是一个复杂的生理反应，涉及大脑、激素、情感、神经、肌肉和血管等多方面问题。勃起功能障碍可能与上述一个或多个原因有关。

　　根据发病原因，勃起功能障碍分为心因性勃起功能障碍和器质性勃起功能障碍。其中,器质性勃起功能障碍占 50%,主要包括血管性、神经性、内分泌性、糖尿病性、阴茎海绵体纤维化性等。根据轻重程度,勃起功能障碍可分为轻度、中度和重度。其中,重度勃起功能障碍指长期持续性且大多数时间不能完成满意的性生活。

 ## 自测症状

中国勃起功能指数测定见表 2-1。

表 2-1　中国勃起功能指数(CIEF)

时间:过去 6 个月。

评分标准 评估问题	0分	1分	2分	3分	4分	5分
1. 受性刺激时,阴茎有多少次勃起?	从来没有	几乎没有	偶尔几次	有时可以	多数时候可以	几乎每次都可以
2. 性生活时,阴茎有多少次能插入阴道?	从来没有	几乎没有	偶尔几次	有时可以	多数时候可以	几乎每次都可以
3. 性生活时,多少次阴茎插入阴道后能够维持勃起至完成性生活?	从来没有	几乎没有	偶尔几次	有时可以	多数时候可以	几乎每次都可以
4. 性生活时,有多少次得到满足?	从来没有	几乎没有	偶尔几次	有时可以	多数时候可以	几乎每次都可以
5. 获得勃起和维持勃起的自信程度如何?	无	很低	低	一般	高	很高

评分标准(总得分):
(1) 5~7 分为重度勃起功能障碍。
(2) 8~11 分为中度勃起功能障碍。
(3) 12~21 分为轻度勃起功能障碍。
(4) 22~25 为正常。
男科专家提醒:总得分小于 20 分可诊断为勃起功能障碍,小于 21 分就应该及时到医院进行相应的治疗。

 ## 自我治疗

(一)饮食营养

(1) 选用营养主食,如粳米、小米、高粱米、薏苡仁、玉米面、黑豆、芡实等。

（2）多食壮阳食物，如羊肉、狗肉、牡蛎、甲鱼、文蛤、鹌鹑蛋、猪腰子、韭菜等。

（3）选食含锌量高的食物，如牛肉、牡蛎、禽蛋、花生米等。

（4）多食用精氨酸丰富的食物，如山药、银杏、鳝鱼、墨鱼、海参、章鱼等。

（5）多食用坚果，如胡桃仁、松子、栗子、芝麻、榛子等。

（6）不食用肥腻、辛辣、过甜、过咸的食物；不吸烟、不酗酒。

（二）食疗有方

1. 泥鳅虾汤　泥鳅 200 克，虾 50 克。将泥鳅放清水中，滴几滴植物油，每日换清水，让泥鳅喝油及清水后，除去肠内粪便。把泥鳅和虾共煮汤，煮熟加调味品后即可食用。佐餐食用。有补益肾气之功效，适用于肾虚致勃起功能障碍者。

2. 杜仲爆羊腰　杜仲 15 克，五味子 6 克，羊腰 500 克。杜仲、五味子加水适量，煎煮 40 分钟，去渣，加热浓缩成稠液，备用。羊腰洗净，去筋膜臊腺，切成腰花状，以芡粉汁裹匀，再以素油加热爆炒，至嫩熟，调以浓缩稠液、酱油、葱姜调料出锅。分顿服食。有补肝益肾强腰之功效，适用于肾虚体弱、慢性腰痛性勃起功能障碍者。

3. 海马酒　海马 1 对，白酒 250 毫升。将海马泡入白酒中，15 日后服药酒，用量酌定。有补肾壮阳之功效，适用于肾虚致勃起功能障碍者。

4. 鲜韭菜炒鸡蛋　鲜韭菜 100 克，鸡蛋 2 个，花生油、盐各适量。将韭菜洗净切碎，鸡蛋去壳与韭菜搅匀，锅内放油烧热，放入韭菜鸡蛋糊，加盐炒熟即成，每日 1 次，佐餐常食。有补肾精、助阳气之功效，适用于精液稀薄而少、腰酸腿软、神疲乏力、畏寒肢冷的勃起功能障碍者。

（三）用药有道

目前，国际公认的勃起功能障碍一线治疗方案是磷酸二酯酶（PDE5）抑制剂，原因在于科学家研究发现，磷酸二酯酶可使阴茎血管收缩，导致阴茎疲软；反之，若是抑制了磷酸二酯酶，则阴茎血管扩张，阴茎勃起。因此，临床上，医生多采取让患者口服磷酸二酯酶抑制剂，如西地那非（万艾可）、伐地那非（艾力达）。

1. 西地那非　商品名为万艾可，俗称"伟哥"，是非常有效的治疗勃起功能障碍的药物,但仍有 20%～30%的患者服用西地那非无效,尤其是中老年患者。对大多数患者来说,在性活动前约 1 小时服用剂量为 50 毫克。不过,患者在性活动前 0.5～4 小时内的任何时候服用均可。基于药效和耐受性,患者可根据自己的实际情况,将剂量可增加至 100 毫克(最大剂量)或降低至25 毫克,且每日最多服用 1 次。值得提醒的是,对于中老年患者来说,西地那非与十一酸睾酮(安特尔)同时服用,有助于提高治疗勃起功能障碍的疗效。

2. 伐地那非　商品名为艾力达,俗称"橙色小火焰"。一般情况下,服用剂量为 10 毫克,在性生活之前 25～60 分钟服用,一日一次即可,可与食物同服或单独服用。患者也可根据自身情况,增减服用剂量,即增加到 20 毫克或减少到 5 毫克。

3. 他达那非　商品名为希爱力。两种服用方式:①需要时才用,每次20 毫克;②每日低剂量服用,剂量可为 2.5 毫克、5 毫克或是 10 毫克不等。值得提醒的是,他达那非在体内要达到有效的血液浓度,需要一定的时间。因此,一般坚持服用 2～3 天,才可看到疗效。

（四）自疗宜忌

1. 宜

（1）养成良好的生活规律:积极从事体育锻炼增强体质,注意休息,防止过劳导致中枢神经系统的功能失衡。

（2）养成健康的性生活习惯:节制性生活,避免自慰过度,让中枢神经和性器官得到充分休息。

（3）做好心理调节:积极客观,树立战胜疾病的信心。

（4）注意饮食调养:饮食均衡的同时,补充高蛋白。

（5）掌握性知识,避免各种因素影响性功能。

（6）夫妻双方加强感情交流,消除不和谐因素。

（7）过性生活时,思想集中,特别是在即将达到性高潮时。

2. 忌

（1）过度疲劳、睡眠不足,紧张持久的脑力劳动。

（2）厌恶和恐惧正常的生理性欲。

（3）因一两次失败性生活而沮丧担忧,缺乏信心。

（4）食用动物性脂肪、油炸食品、糖或垃圾食品，以及过度加工的食品。

（5）发现勃起功能障碍症状，过分担心且讳疾忌医。

温馨提醒1：心因性勃起功能障碍易恶性循环

根据对北京、重庆、广州2 226例成年男性的调查结果显示，中国成年男性勃起功能障碍的总患病率为26.1％。其中，心因性勃起功能障碍患者占总数的62.6％。男科专家表示，心因性勃起功能障碍如果得不到及时、合理的治疗及心理辅导，病情可能加重，甚至转变为器质性勃起功能障碍。

俗话说，意念影响生活。一个人的心理状态往往会在不经意间造成生理功能障碍。研究表明，强大的压力、焦虑以及抑郁等不良的心理状态都已成为造成男性在性生活中不能勃起的关键。若男性在性生活中过度地追求"硬挺并持久"，心理压力就会随之而生，一旦不能"如愿"，就会产生自己"不行"的心理意识。长此以往，必然是导致恶性循环，以致出现勃起功能障碍。此外，抑郁症是引起性功能障碍的常见病因之一，大多数抑郁症的男性患者均有不同程度的勃起功能障碍，且这些男性又可能因为勃起功能障碍问题而加重抑郁，形成恶性循环。

男科专家提醒，勃起功能障碍患者不仅要及时发现自己的生理变化，也要注意和配偶或女性伴侣的交流，培养良好的心理状态，这对勃起功能障碍治疗起着关键性的促进作用。

温馨提醒2：40岁后男性避免吃太多豆腐

相关调查结果表明：经常吃豆制品的男性，其勃起功能障碍的患病率是不经常吃豆制品的人的3.46倍。男科专家表示，嗜食豆制品的男性容易出现勃起功能障碍，尤其是40岁后的男性。

为什么豆制品吃太多易导致勃起功能障碍？原因在于大豆及其制品中含有丰富的异黄酮类植物雌激素，尤其是40岁后的男性，自然分泌的雄性激素开始减少，此时若大量摄入雌激素，就会对性功能产生不良影响。因此，男性患勃起功能障碍，除了男科疾病原因外，有时与吃豆制品太多有关。

男科专家提醒广大男性,在出现勃起功能障碍后,首先要改变爱食用豆制品的习惯,减少摄入。其次,前列腺炎等泌尿生殖系统疾病也可能是导致勃起功能障碍的元凶,应及时就诊。再者,平时饮食起居不规律、长时间保持一个坐姿、缺乏运动,都是勃起功能障碍的诱因,需及时改正。

 ## 专家解析:勃起功能障碍治疗,药物、心理"双管齐下"

近年来,随着现代生活节奏的加快和社会压力的剧增,我国男性勃起功能障碍发病率已呈上升趋势。据预测,到 2025 年全球勃起功能障碍患者将增加约 1.7 亿,达到 3.22 亿。其中,近 2/3 的勃起功能障碍患者来自亚洲。

医学上,勃起功能障碍只是男性生殖健康疾病的一种。日常生活中,勃起功能障碍是摧毁男性自信心,破坏夫妻关系以及扰乱家庭稳定的罪魁祸首。这也就说明,勃起功能障碍问题不单单是男性健康问题,更是社会性问题。因此,勃起功能障碍治疗的特殊之处在于不仅要关注患者生理功能的需求,也要关注患者心理和情感的需求。其中,患者伴侣的影响也是勃起功能障碍治疗不可忽视的因素。临床治疗过程中,有很多患者会因伴侣在性生活上的指责、抱怨甚至要挟而加重勃起功能障碍症状。

实际上,心因性勃起功能障碍是可以治愈的。很多男性对勃起功能障碍很敏感,出现症状后,有的是选择看色情视频或自慰来尝试改变状况,更多的人则是变得更加紧张、自卑、焦虑,并出现恶性循环,极少数及时到正规医院就诊。其实,在心因性勃起功能障碍的治疗上,依据对症下药的原理来说,心理疏导治疗是必要的治疗方式。但是,如果外加药物治疗将会收到更好的治疗效果。例如,使用西地那非让患者经过几次成功的性生活后,将增强其自信心,缓解性生活前的紧张情绪,自然可以找到勃起的感觉。此外,经过药物治疗,阴茎勃起也会形成总充盈度记忆,即便停药,在遇到性刺激时,也会逐渐充血到服药后的充盈度,从而消除勃起功能障碍症状。

 ## 延伸阅读 1:勃起功能障碍是高血压的并发症

临床上,勃起功能障碍的致病因多为器质性疾病或心理性因素,因此很多人都是就此展开"对症治疗"。其实,勃起功能障碍还可能是其他疾病的并发症。临床医学研究发现,高血压患者会出现勃起功能障碍症状。

高血压是一种以动脉血压持续升高为主要表现的慢性疾病,常引起心、脑、肾等重要器官的病变并出现相应的后果。高血压是最常见的心血管疾病,且血液循环系统高压引起的持续的高血压会引发一系列并发症,常见的并发症是心脏病、心力衰竭、脑血栓等。但最新研究发现,勃起功能障碍也是高血压的并发症。

高血压为什么会引发勃起功能障碍?首先,高血压的病理变化之一是造成小动脉的管腔狭窄,加速动脉硬化的进程。人体内动脉的狭窄、动脉硬化会导致很多器官功能的损害,如脑、肾、心脏等。同样的原理,男性阴茎的动脉也会由于血压高而变得狭窄,导致动脉供血不足,从而破坏了阴茎勃起的动脉系统,而导致勃起功能障碍发生。

其次,高血压降压药也会影响男性正常勃起功能。据临床统计,男性高血压患者中,约33%的患者会因服用降压药而产生某种程度的勃起功能障碍。虽然降压药引起勃起功能障碍的原因还不是十分明确,但是某些患者会在停用降压药物后恢复勃起功能。降压药物引起勃起功能障碍的原因可能是抑制了大脑中的性中枢,影响到了勃起神经系统,或是血压下降后阴茎供血不足的结果。因此,高血压患者在服用降压药后出现勃起功能障碍,要及时去医院在医生的监督下进行检测。

对于任何一个男性来说,勃起功能障碍是自尊和自信的天敌,不但危害自身健康,更会影响夫妻感情,危害家庭幸福。为了防止勃起功能障碍的出现,高血压患者应该及时到医院找医生进行治疗,切莫胡乱使用降压药物。反之,勃起功能障碍患者在诊疗过程中,不可忽视高血压以及降压药等致病因。

延伸阅读2:男性性功能也怕"冷"

据统计,进入秋冬季节,就诊的勃起功能障碍患者明显增多。男科专家表示,天气转凉,人体正在为抵御寒冬做准备,人们性致普遍不高,这是正常现象。虽然季节性勃起功能障碍不会长期影响生活,但男性应该重视,进行有效预防。

男性季节性勃起功能障碍引发的原因主要有两方面：①心理因素：秋冬季节，草枯花谢，万物凋零，容易让人悲愁和压抑，对勃起功能也有负面影响；②身体因素：秋冬季节气温下降，人体活力会随着气温下降而逐渐进入相对的低谷，生理能量也不断走下坡路，容易产生慵懒感，不少男性的勃起功能也会进入"休眠期"。此外，气温下降，体内的血管自然收缩，也会引发或加重勃起功能障碍。

国外研究发现，秋冬季勃起功能障碍的发病率常高于其他季节。美国一项针对1 102例勃起功能障碍患者的调查显示，有明显季节变化的为772人。其中，秋季发病人数为386人，约占50%；冬季231人，约占30%；春夏则少了很多。专家表示，为了有效预防勃起功能的怕"冷"行为，男性可以在秋冬季节，循序渐进地适当进补，如多吃些滋阴壮阳补肾的食物。同时，加强体育锻炼和心理调适。

这里值得提醒的是，男性若经常在性生活后有明显的腰酸、疲劳、小便射痛、射精痛等，需引起重视，最好及时到医院就诊。

内分泌异常：可引发不育症

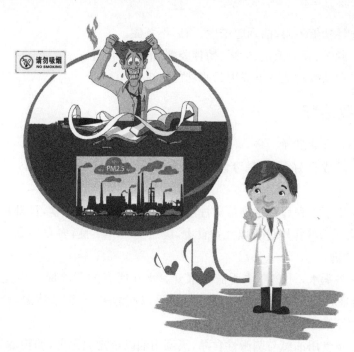

　　随着工作压力的加大，环境污染的日趋严重，现代男性出现内分泌异常的概率已达50％。内分泌异常最大的危害是造成育龄男性不能生育，使中老年男性提前出现更年期综合征。

　　男性正常生殖过程在内分泌学上依赖于具有正常反应的下丘脑、垂体、睾丸和附属腺体的存在，并受促性腺激素释放激素、促性腺激素、睾酮及其代谢产物等激素的协同调控。下丘脑-垂体-睾丸轴组成一闭合性负反馈调节机制，是维持正常生殖功能的主要调节机制，而其中任何一个环节发生障碍，都是男性不育症的原因。此外，其他内分泌腺轴，如肾上腺和甲状腺等也可通过改变下丘脑-垂体-睾丸的功能而造成男性无法成功生育。

自测症状

男性内分泌异常可引起各种症状,必须给予足够的重视,主要包括以下几方面:

(1) 性功能障碍、前列腺增生、婚后不育症。

(2) 脱发、脸上长痘、失眠、精神委靡、情绪起伏等。

(3) 甲状腺功能低下或甲状腺功能亢进等。

 自我治疗

(一) 饮食营养

(1) 养成良好的饮食习惯,并注重搭配,多吃新鲜果蔬,高蛋白类的食物。

(2) 维生素和锌都是维持男性生殖系统健康的必要因素,且都具有提高男性生育能力的作用。所以在饮食上,应避免营养不良,多食用富含维生素C、锌的食物。

(3) 多喝水,补充身体所需的水分。水在所有的营养成分中是最重要的,特别是对肌肉发达的男性。同时,水可以润滑关节,调节体温,并提供所含的各种矿物质。

(4) 不食用油腻与刺激性食品,烹调用油以植物油为主,动物油为辅,以获取足够的不饱和脂肪酸,从而调节内分泌失调。此外,切莫食用棉子油,不吸烟,不酗酒。

(二) 食疗有方

1. 山药糕　面粉200克,山药50克,白扁豆、白莲子、白茯苓、白菊花各50克,白糖适量。将白扁豆、白莲子、白茯苓、山药、白菊花磨成细粉,与面粉和匀,加水和面,蒸食。

2. 柿饼肉汤　猪瘦肉200克,柿饼2个,胡萝卜2根,去核红枣8粒。将瘦肉切片;胡萝卜去皮,切厚片;柿饼、红枣用水细洗。以上配料全部放入砂锅内,加适量的水炖至肉烂,汤料同食即可。

3. 核桃牛奶饮　核桃仁30克,牛奶200克,豆浆200克,黑芝麻20克。将核桃仁、黑芝麻倒入小石磨中,边倒边磨。磨好后,均匀倒入锅中与牛奶煎煮,煮沸后加入少量白糖,每日早晚各一碗。适用于血燥引起的内分泌失调者。

4. 牛肝药粥　牛肝 500 克,大米 100 克,丝瓜 30 克,白菊花、白僵蚕、白芍药各 9 克,白茯苓、茵陈各 12 克,生甘草 3 克。将以上诸药(共六味)放入纱布包内制成中药包;牛肝、丝瓜洗净切小片;大米洗净。以上物料一同放入锅中,加 2 000 毫升水后,煮成稠粥。捞出药包,即可食用。吃肝喝粥,每日 2 次,早晚各服 1 次,10 天为 1 疗程,两疗程之间隔一周,连服 3 个疗程。

（三）用药有道

1. 中医治疗　中医针对内分泌失调导致不育的治疗主要以药物调理为主。中药治疗法可清除体内代谢淤积,平衡气血,使内分泌系统恢复正常运行。一般情况下,中药治疗主要是通过调理气血、化瘀散结来恢复内分泌系统的各项功能。

2. 中西结合治疗　主要是选用饮食及运动的方法来调节内分泌,必要时运用药物进行辅助治疗。饮食及运动的治疗方法主要包括养成良好的生活习惯及适当的休息,不吸烟、不酗酒等。

3. 激素治疗　对于病情严重的内分泌性不育者,可以采用激素治疗法,主要有 3 种:①促性腺激素释放激素治疗,主要针对特发性低促性腺激素型性腺功能低下的患者。②促性腺激素治疗,常用的药物是绒毛膜促性腺激素(HCG),人绝经期促性腺激素(HMG)。③睾酮替代疗法,主要针对原发性睾丸功能衰竭和高促性腺激素型性腺功能低下的患者。

（四）自疗宜忌

1. 宜

（1）从饮食、运动上入手,在搭配合理的情况下,坚持食物多样化,并多食用果蔬。同时,多参加各种适当的运动锻炼,以加强体质,提高免疫力。

（2）科学规律的生活,注意休息,不经常熬夜,多喝水。

（3）保持精神愉快,减轻心理压力。

（4）预防感染:因感染而引发的各种男科疾病,都可引起内分泌紊乱。

2. 忌

（1）购买塑料制的生活用品。

(2) 过度劳累与激动、焦虑、紧张等不良情绪。

(3) 营养不良和偏食。

(4) 吸烟与酗酒、乱服用药物。

 ## 温馨提醒：雄激素异常并非小事

中国性学会公布的"男性健康10年普查计划"调查报告显示,男性健康与雄激素水平关系密切;前列腺疾病、男性生殖感染、男性性功能障碍是男性生殖健康的三大杀手。男科专家指出,雄激素直接或间接地影响着男性全身的器官和系统功能,一旦发生异常便会诱发一系列疾病。

随着现代社会竞争越来越激烈,人们的心理压力越来越大,生存环境越来越恶劣,男性健康问题越来越突出。其中,雄激素的紊乱就是问题之一。但是,有很多男性认为,一种激素的紊乱并不会对生育造成很大的危害,所以对此不以为意。殊不知,雄激素又称"男性激素",其作用是促进男性性器官成熟及第二性征出现,并维持正常性欲及生殖功能。换句话说,如果雄激素紊乱,一定会影响男性生殖健康,从而导致不育症。

除了生育方面外,男性的"心""身"都与雄激素密切相关。首先,雄激素会造就一颗好心脏。由于雄激素具有抗动脉硬化的作用,可以影响人体的脂质代谢、凝血和纤溶功能,以及血管张力和血管内皮功能,并缓解心绞痛症状,改善心肌缺血,抑制动脉粥样硬化的形成和发展,而以上生理功能都对心血管系统有益。其次,雄激素能使骨骼强韧以及塑造体形。雄激素能促进蛋白质的合成与骨骼肌的生长,可以影响脂质代谢,使肌肉发达,同时对骨骼生长代谢、骨量维持及抗骨量丢失等方面起重要的作用。综上所述,雄激素是造就"好男人"的一个很重要激素。

专家提醒,男性遇到雄激素紊乱的情况一定要重视。雄激素过高或过低对于男性来说,都会损害身体健康。患者可从饮食、运动、心理以及生活习惯上进行调理,进而促使雄激素分泌正常,必要时要到正规医院进行诊疗。对于雄激素严重不足的男性,需在医生指导和严密观察下给予补充睾酮替代治疗。

专家解析：如何确诊内分泌失调性不育症

一般来说，内分泌异常会影响到人体器官的正常功能，严重者造成疾病，而不育症就是病症之一。对于久婚不育的男性来说，为排查是否是内分泌性不育症，除留意自身的临床症状外，需做以下检查来确诊。

1. 血糖的测定：血糖测定值可以判定是否是胰腺分泌异常导致内分泌性不育。

2. 血 T_3、T_4 的检测：了解甲状腺的功能，同时间接反映脑垂体分泌激素的功能。

3. 尿液检查：排查是否患有先天性肾上腺皮质增生症，其判断标准是尿 17-酮类固醇增高，且 17-羟类固醇正常或降低。

4. 检测血清促性腺激素水平：若血清促性腺激素的检测数值大于正常值，则表明患有不可逆的性曲细精管病变。

5. 测定雄激素水平：针对有勃起功能障碍的患者，临床上，测定的血清中睾酮的浓度大于正常的 3 微克/升，就可确认是内分泌失调引起的勃起功能障碍。

 延伸阅读：为什么要检查血中激素水平

一般情况下，不育症患者去医院对病症进行诊疗的过程中，都会被要求做血中激素的检查。为什么不育症的检查要包括血中激素水平？临床上，我们医生经常遇到患者问此类的问题。

实际上，通过准确测定生殖激素，主要是评价下丘脑-垂体-性腺轴的功能，并对下丘脑-垂体-性腺轴功能障碍进行精确定位，确定造成生育障碍的病症所在。换句话说，激素水平的测定可反映男性生殖系统是否健康，并有助于医生对不育症的病因进行正确的评价。

一般情况下，男性的生殖激素主要包括血浆睾酮（T）、促卵泡素（FSH）、黄体生成素（LH）、雌二醇（E_2）和催乳素（PRL）等。若血浆睾酮、黄体生成素正常，促卵泡素升高则属于严重少精症。若血浆睾酮、黄体生成素、促卵泡素均不足则属于 Kallmann 综合征（促性腺激素分泌不足的性腺功能减退伴嗅觉丧失症）、垂体功能和睾丸功能减退，需进一步检测促肾上腺皮质激素、催乳素，若都提高则提示垂体肿瘤。若血浆睾酮和血浆睾酮/黄体生成素比值降低，黄体生成素、促卵泡素升高则属于 Klinefelter 综合征（先天性睾丸发育不全）、无精子症。若催乳素升高，促卵泡素、黄体生成素低下或处于正常低限，并伴有性功能低下、少精症、勃起功能障碍等，则属于高泌乳素血症，有垂体腺瘤或微腺瘤的可能。

后　记

　　别人生小孩,你也许会认为是件再寻常不过的事,可是撞到你身上,感觉或许就完全不一样了。你会忽然对造化的神奇充满惊喜——怎么一下就造出了个有鼻子有眼的小人,且还不是无目的地乱造,孩子居然像她(他)又像你? 你会觉得那简直就是一个奇迹。细想起来,生儿育女,繁衍后代,这事不要说万物灵长,只要是有生命的,都会。可偏偏有些育龄夫妇,婚后多年,盼星星盼月亮,就是盼不来"好孕"。

　　据世界卫生组织研究的数据显示,我国每 8 对适龄夫妻就有 1 对不孕,也就是说约有 12.5% 的夫妻正面临严重的生育危机。

　　不孕不育是个大问题,不仅会给患者带来精神上的折磨,还有可能导致家庭不和,甚至造成婚姻破裂。然而,目前社会上对不孕症的诊断治疗依然比较乱。为此,我们针对不孕不育患者普遍关注的热点和难点问题,包括如何面对优生优育、如何做好孕前检查、如何解决婚后不孕、如何圆上孕育好梦、如何读懂体外受精、如何吃更有利于男女生殖健康等,组织了有关专家主编了系列丛书:《生殖密码:你知道吗?》《优生优育:你了解吗?》《新婚健康:你准备好了吗?》《夫妻健康:你做到了吗?》。

　　这 4 本书紧紧跟随优生优育与夫妻健康的新趋势,对相关医学问题作了具有针对性和知识性的解答。它既分析了"怎么看",又根据相关资料阐明了"怎么办",力求科学、重点突出、深入浅出、通俗易懂、实用趣味,取材立足于国内,并引入国际上最新的理论知识和最新的医技成果。可以说,这套系列丛书是不孕不育患者及基层不孕不育诊疗医护工作者了解有关医学知识的重要辅助材料,同时也是为广大读者带去健康新理念的理想读物。

　　这套系列丛书在编纂过程中,得到上海多家三级医院专家的支持和关怀。鉴于他们在繁忙的医疗、教学和科研工作之余能够抽出时间参与审阅本书,在此表示衷心的感谢! 同时也要向幕后为丛书的编辑出版付出辛苦劳动的第二军医大学出版社及所有编排人员,表达最诚挚的谢意!

这里还应说明的是，编写人员虽认真努力，但限于水平，难免有不足和错误之处，衷心期望得到广大读者的批评与指正。

上海市科普作家　尹学兵
2013 年 6 月 3 日